Erstmals veröffentlicht in Italien 2016 von 24 ORE Cultura srl, Milano
Italienischer Originaltitel: Baffology: dalla Barba ai Baffi

Grafik und Illustrationen: PEPE *nymi*

Übersetzung: Michele Senape, München
Lektorat: Ute Heek, München
Produktion und Satz: Sieveking Verlag, München

ISBN 978-3-944874-58-6

Printed in Germany

BARTOLOGIE

40 STILE 40 TUTORIALS

SIEVEKING
VERLAG

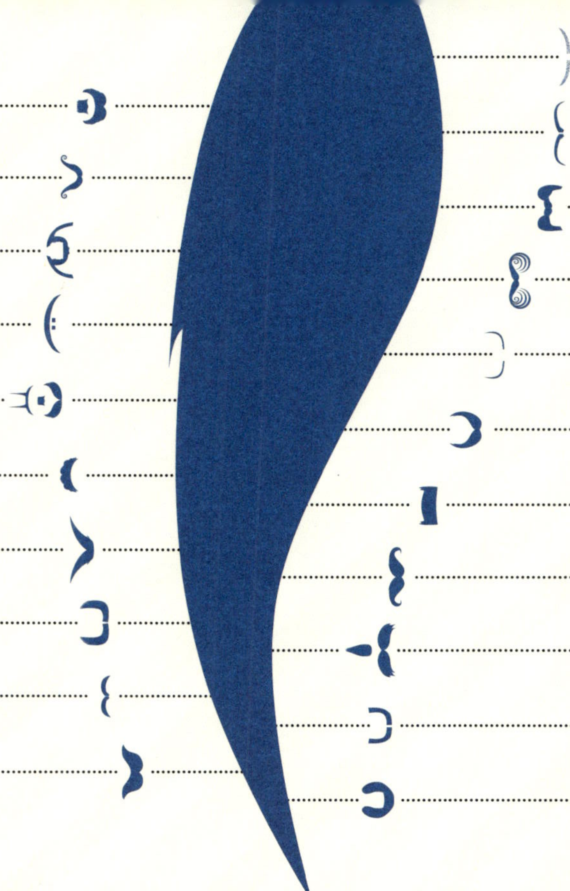

»Ohne Schnurrbart ist ein Mann
nicht korrekt gekleidet.«

SALVADOR DALÍ

DIE GESCHICHTE
DES SCHNURRBARTS

EINFÜHRUNG

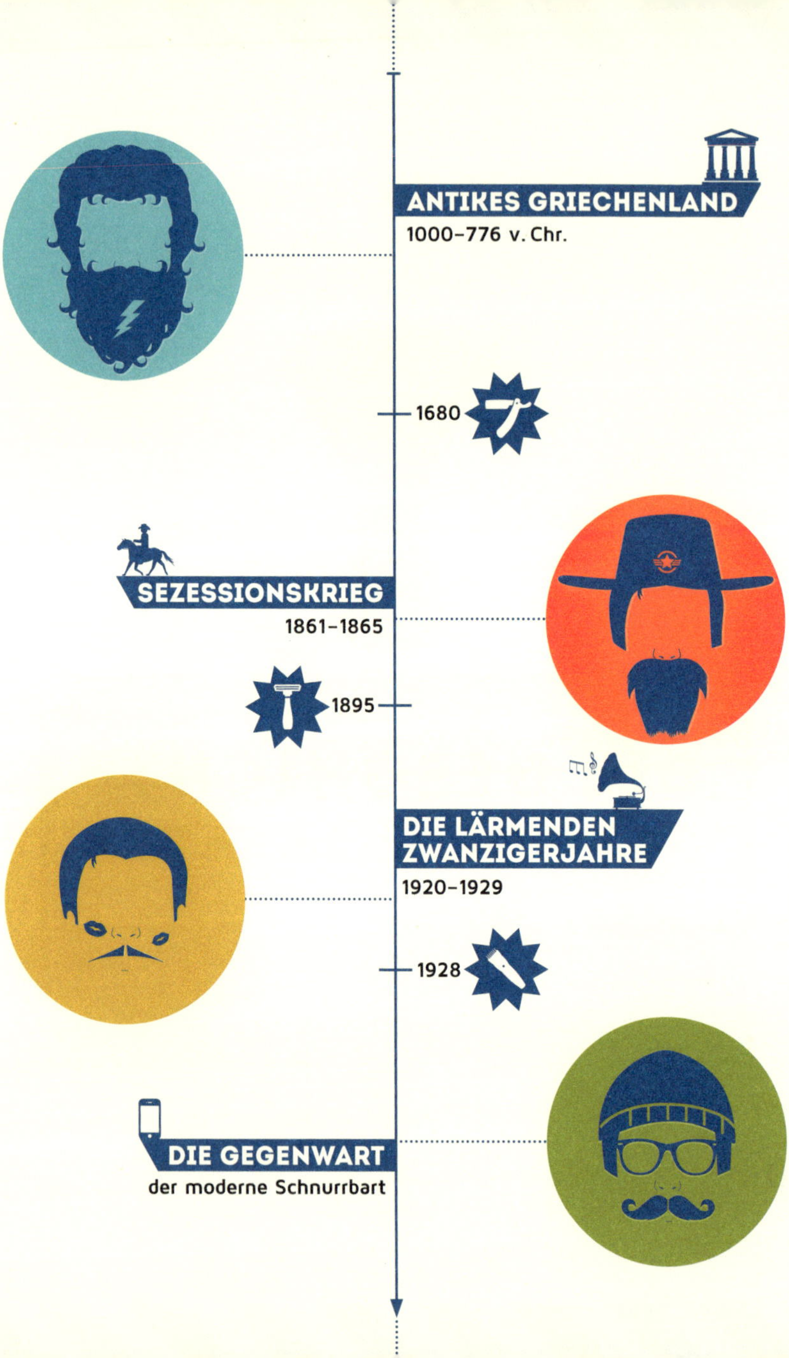
ANTIKES GRIECHENLAND
1000–776 v. Chr.
1680
SEZESSIONSKRIEG
1861–1865
1895
DIE LÄRMENDEN
ZWANZIGERJAHRE
1920–1929
1928
DIE GEGENWART
der moderne Schnurrbart

SCHNURRBÄRTE

MEHR ALS ZWEITAUSEND JAHRE GESCHICHTE, DIE UNBEMERKT VORÜBERGEZOGEN SIND.

Ihr habt während eurer ganzen Jugend hoffnungsvoll in den Spiegel geschaut und voller Zuversicht darauf gewartet, dass zwischen Nasenlöchern und Oberlippe endlich jener Schatten von Bartflaum zu sehen ist, der ein kindliches Gesicht in ein männliches und stolzes Antlitz zu verwandeln vermag. EIN MANN MIT BART. Da waren sie endlich, die so heiß ersehnten ersten Barthaare, die sich anfangs – bei manchem früher, bei manchem später – ein wenig zaghaft zeigten. Das ist der Moment, von dem an es darum geht, diese Haare zu kultivieren, zu pflegen, zu bändigen, zu verschönern und zum Bart eines echten Mannes werden zu lassen. Denn seit ewigen Zeiten gilt die Barttracht als Symbol von Männlichkeit: als fundamental wichtige Verkörperung eines sekundären Geschlechtsmerkmals und auffällige Begleiterscheinung der Pubertät.

Oder womöglich handelt es sich hierbei auch nur um eine jahrtausendealte Entschuldigung, um der Mühsal zu entgehen, sich beständig rasieren zu müssen. Wenn es einem lästig ist, mit einem modernen Rasierapparat über die Haut zu fahren, hilft es, sich vorzustellen, wie nervtötend die Rasur mithilfe von geschliffenen Steinen sein konnte. Und so kam irgendjemand, der ungleich weitsichtiger (oder vielleicht auch nur fauler) war, auf den glorreichen Einfall, die Entfernung jener Bartstoppeln zwischen Nase und Mund schlichtweg sein zu lassen. Der erste historische Beleg dafür ist ein Bildnis eines schiitischen Kavaliers aus dem 3. Jahrhundert v. Chr. Es zeigt einen vollständig, bis auf seine Bartpartien rasierten Mann, welche ihm eine

Aura von Machismo und Mysterium verleihen. Im Laufe der Jahrhunderte haben Bärte und dabei vor allem Schnauzbärte kontinuierlich ihre gebieterische, kraftstrotzende und entschiedene Ausstrahlung behauptet. Seit ihrem Auftauchen erweisen sie sich inmitten eines unbehaarten Antlitzes als wahrhafte Säulen der Männlichkeit. Zugleich stehen sie für Kraft, Weisheit und Originalität und erlauben es, die Kluft zwischen der Unreife der Jugend und der Trivialität des Erwachsenendaseins aufzuheben, das auch darin besteht, sich täglich dem mechanischen Ritual der Rasur zu unterziehen.
Es ist kein Zufall, dass die Herrscher und Befehlshaber in der Vergangenheit stets Bärte getragen haben. Aber während dem Vollbart ein eher geistiger Charakter anhaftet – man denke etwa an ZEUS oder JUPITER samt ihrer schönen Begleitung – sind insbesondere Schnurrbärte ein Synonym irdischer Macht. In der jüngeren Vergangenheit, so lässt sich in der Tat feststellen, ist der Bart eine typische Zier von Militärangehörigen. Jedem Land, Regiment und Rang entspricht ein bestimmter Stil: Die Jüngsten, ob im Sinne des zivilen Status oder des militärischen Rangs, tragen kleine und kaum elaborierte Schnurrbärte. Je höher sie die Karriereleiter emporklettern, desto üppiger wird die Gesichtsbehaarung, um schließlich in einem regelrechten Bart zu enden, wie er einzig höherrangigen Offizieren vorbehalten ist. Man denke nur an den berühmten LEW WALLACE, der mit seinem Schnurrbart und dem spitzen Kinnbärtchen zu einer Ikone des amerikanischen Bürgerkriegs geworden ist.
Aber fahren wir der Reihe nach fort. Die Geschichte des Schnurrbarts entwickelte sich parallel zur Evolution der Rasur: Wenn es schon nicht allzu angenehm gewesen ist, sich mit einem Stein zu rasieren, dann ist es – wie wir Männer es alle zumindest einmal im Leben ausprobiert haben – gewiss auch nicht komfortabel, sich trocken zu rasieren. Auch dürfte es nicht allzu verlockend gewesen sein, die ersten Sorten von Rasierschaum zu benutzen, die aus Holz, Asche und tierischen Fetten gewonnen wurden. Im 18. JAHRHUNDERT kam die Wende: Von da an gab es Seifen und Rasierpinsel, und bald darauf konnte man diese überall erstehen. Sie erlaubten eine präzisere und bequemere Rasur. Und vielleicht waren es gerade diese Neuerungen, die die meisten Berühmtheiten dazu bewegten, ihr Gesicht perfekt zu rasieren. Was für ein Pech für diejenigen, die nie in den Genuss kamen, schöne Schurrbärte zu tragen. Im darauffolgenden Jahrhun-

dert änderte sich diese Tendenz, und obgleich sich die wichtigste politische und kulturelle Revolution auf französischem Boden ereignete, loderte die Revolution der Rasur in England auf: Es sind in der Tat die Engländer, die zu Beginn des 19. Jahrhunderts die ersten Rasierseifen in Schälchen auf den Markt bringen. Weicher und üppiger Schaum, wie man ihn bis dahin nicht gekannt hatte, lud nun dazu ein, sich zu rasieren und mit seiner Gesichtsbehaarung neue Kreationen auszuprobieren. In den Barbierläden und Friseursalons, deren Umsätze in dieser Zeit nach oben schossen, wurde mit Pinseln aus Wildschwein- oder Dachshaaren kiloweise Seife verstrichen, und die Zahl der Gesichter, die danach lechzten, mit allen Raffinessen rasiert zu werden und Bartschmuck zu tragen, nahm beständig zu. Gerade im 19. Jahrhundert wachsen hochberühmte Schnauzbärte wie etwa der von FRIEDRICH NIETZSCHE.

Die Popularität des Zierbarts explodiert geradezu, und im 20. Jahrhundert wandert er von den Schlachtfeldern und den Intellektuellensalons bis in die Schlafzimmer: Der schwarze und von Pomade glänzende Schnurrbart umrahmt – oftmals kombiniert mit dem ebenso behandelten Kopfhaar – die Gesichter der Latin Lovers wie generell jene von männlichen Figuren in Darstellungen der Zwanzigerjahre, die den Schnurrbart in Form eines altertümlichen Fahrradlenkers zum SYMBOL DER VERFÜHRUNG machen. In den Jahren unmittelbar nach dem Zweiten Weltkrieg bricht ein neues Zeitalter der Rasur an: Die Herstellung und Vermarktung der Rasierprodukte wird immer stärker industrialisiert, was die Preise sinken lässt.

Dann schließlich, im Jahr 1949, kommt es zu einer weiteren bahnbrechenden Neuerung: Der Rasierschaum wird als Spray erfunden, probat und äußerst leicht zu handhaben. Von diesem Moment an sind die Möglichkeiten der Bartformen unbegrenzt: Jetzt, wo die Rasur einfacher und rascher vonstattenging, war es für jedermann möglich, seinen Schnurrbart kreativ zu pflegen.

Auch deshalb werden – trotz Höhen und Tiefen – die Schnurrbärte niemals verschwinden: Von den Pornodarstellern der Siebzigerjahre bis zu den Hipstern, die heute unsere Straßen auf ihren Fixies oder Retro-Rennrädern bevölkern, die Haare unterhalb der Nase bleiben weiterhin ein Kennzeichen für den Mann, der nie fragen muss.

Und auch wenn er fragt, so tut er das mit Stil.

DIE TYPOLOGIEN DES SCHNURRBARTS

DIE VERSCHIEDENEN STILE

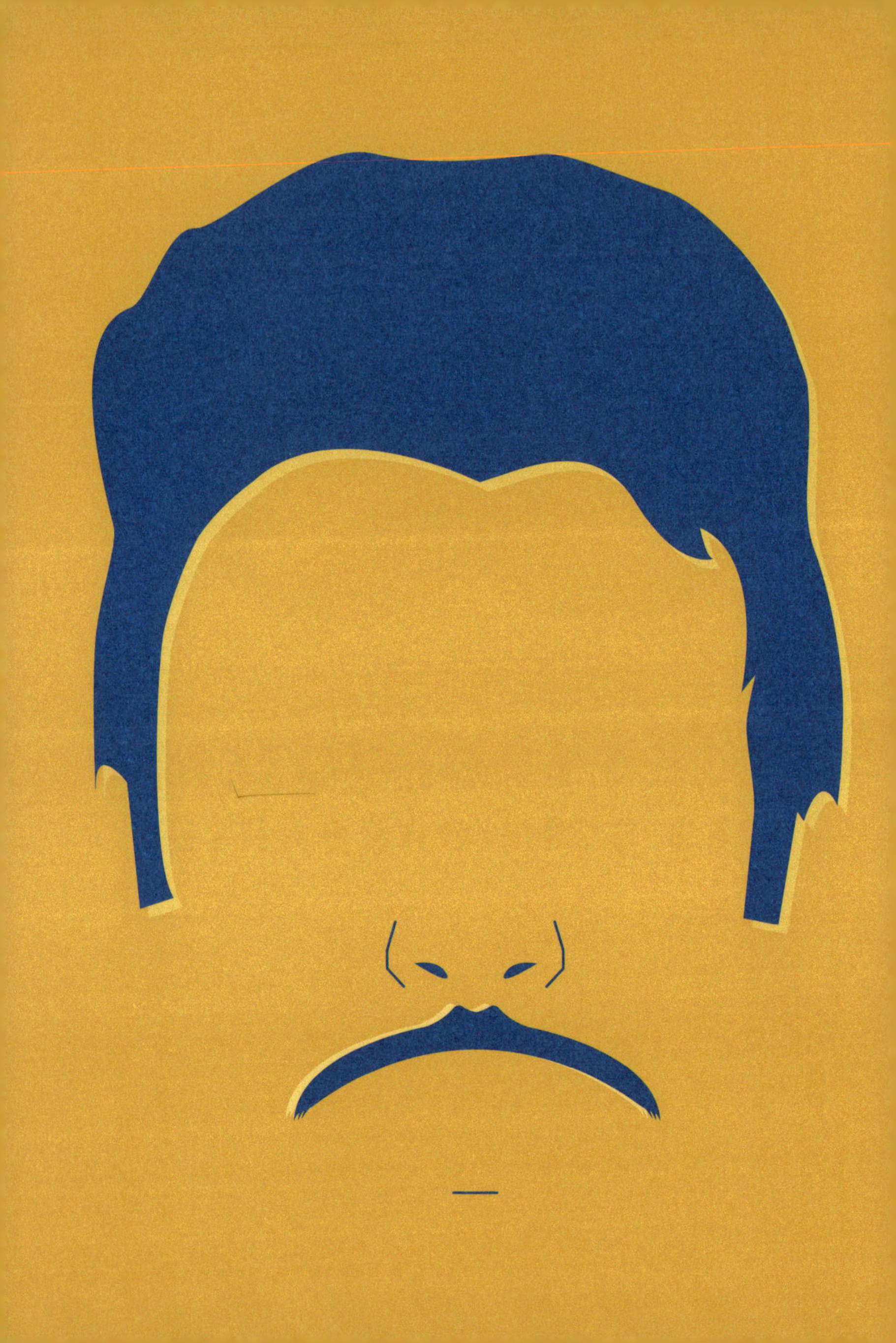

AMERIKANER

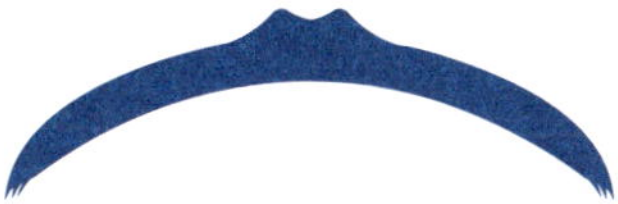

Die Besonderheit dieses Schnurrbarts beruht auf dem feinen rasierten Streifen nahe der Oberlippe, der ihn schlank macht und eine Mischung aus dem MAGNUM-STYLE und dem CLARK-GABLE-BART darstellt. Gerade deshalb verlangt dieser Bart viel Pflege: Er wird kurz getragen, was es notwendig macht, ihn alle zwei bis drei Tage zu stutzen. Die Konturen sind gewissenhaft zu begrenzen, wobei man sich mit Kämmen, Bartbürste und Gel behelfen kann.

BERÜHMTE PERSÖNLICHKEITEN

Kevin Kline, Errol Flynn, Brad Pitt, Ryan Gosling, Jean Dujardin

SO GEHT'S

AMERIKANER

ZEITRAUM: 2 Wochen

SCHWIERIGKEITSGRAD: 2 Rasierklingen
MÄNNLICHKEIT: 3 Schnurrbärte
ATTRAKTIVITÄT: 4 ½
ORIGINALITÄT: 2 Glühbirnen

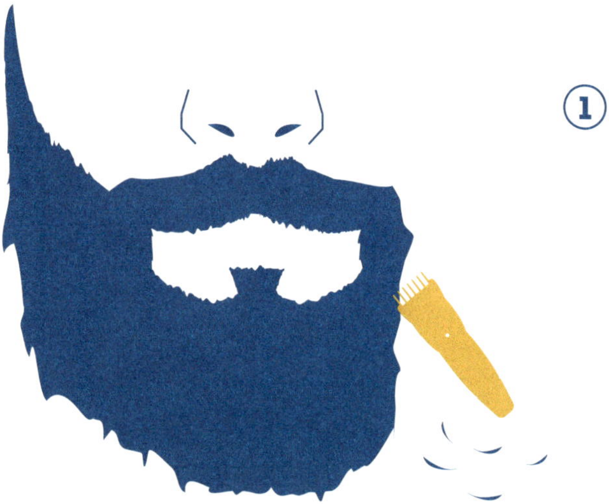

▶ Rasiert die Wangen, den Kinnbereich, den Hals und die Koteletten mit dem elektrischen Rasierapparat.

▶ Rasiert mit der Klinge einen feinen Streifen unmittelbar über der Oberlippe, sodass sie sichtbar, aber nicht allzu auffällig ist.

2

▶ Mit Schere und Klinge sind dann die Konturen des Schnauzers zu formen, den man kurz trägt und der von beiden Seiten in Richtung der Mundwinkel hinunterführen muss. Entscheidend ist, eine gewisse Symmetrie zwischen den beiden Seiten zu wahren.

3

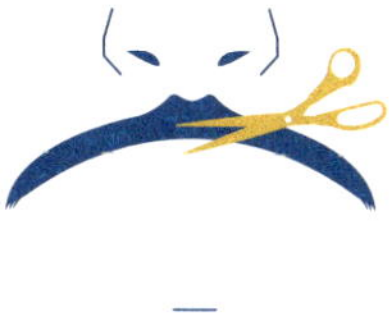

▶ Nicht vergessen: Den Schnauzer alle zwei bis drei Tage beschneiden und die Haare unmittelbar über der Oberlippe rasieren, um den unter Punkt 2 (!) erwähnten Streifen zu erhalten.

4

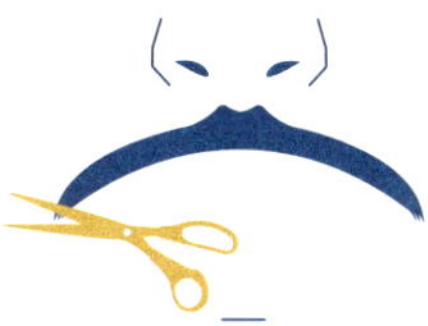

DIES IST DER STIL DER SUPERSCHÖNEN VON HOLLYWOOD: IN ANBETRACHT DER TATSACHE, DASS IHR SEHR WAHRSCHEINLICH NICHT BRAD PITT UND RYAN GOSLING ÄHNELT, SOLLTET IHR NICHT ENTTÄUSCHT SEIN, WENN DEN BEIDEN DER AMERIKANISCHE SCHNAUZER BESSER STEHT.

BAGUETTE

Die enge Verbindung zwischen Bart und Baskenmütze ist verbürgt, also umso besser, wenn ihr auch noch eine Vorliebe für Frankreich und die visuellen Künste habt. Die wahre Herausforderung liegt in der Mitte, wo sich der Schnauzer verengt und es geradezu chirurgischer Präzision bedarf, ihn gebührend in Form zu bringen. Ihr solltet aber besser gleich ganz darauf verzichten, wenn der Bart auf euren Wangen eher spärlich sprießt.

BERÜHMTE PERSÖNLICHKEITEN

Alain Delon, Rudolph Moshammer

SO GEHT'S

BAGUETTE

ZEITRAUM: 5 Wochen und länger

SCHWIERIGKEITSGRAD: 2 **MÄNNLICHKEIT:** 2
ATTRAKTIVITÄT: 2 ½ **ORIGINALITÄT:** 1 ½

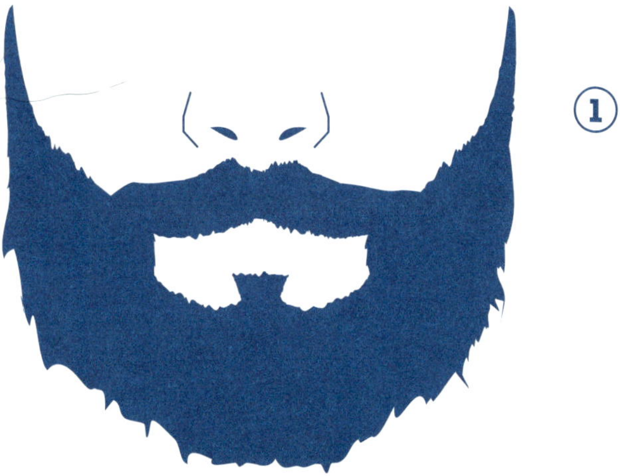

▸ Für diesen Schnurrbart ist dichter Bartwuchs ein absolutes Muss, das gilt ebenso für die Behaarung der Wangen, denn auch der Backenbart ist bei der Realisierung hilfreich.

▸ Rasiert euch zunächst Kinn und Wangen. Achtet darauf, einen dichten Schnurrbart stehen zu lassen, der jenseits der Mundwinkel weiterführt, um sich an den Wangen zu vereinen.

2

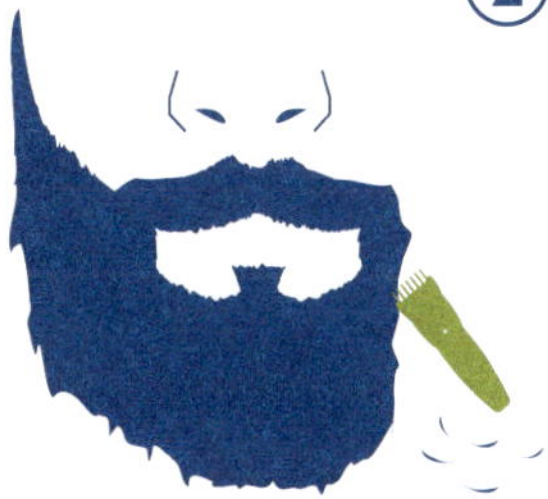

▸ Mit einem Rasierer führt man den Umriss fort und arbeitet an dem ausgedünnten Bereich in der Mitte und an den Rändern weiter.

3

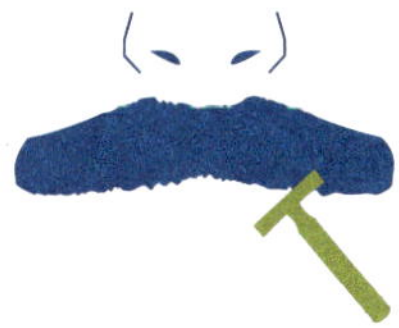

▸ Dieser Typ von Schnurrbart verlangt viel Pflege, um die charakteristische Form beizubehalten.

4

—

EIN PAAR ZUFÄLLIG AUS EINEM FRANZÖSISCH-WÖRTERBUCH HERAUSGEPICKTE VOKABELN UND EINE BASKENMÜTZE AUF DEM KOPF, UND SCHON SEID IHR BEREIT, ALS DER ZU GELTEN, DER DIE AUFKLÄRUNG WIEDERAUFLEBEN LÄSST.

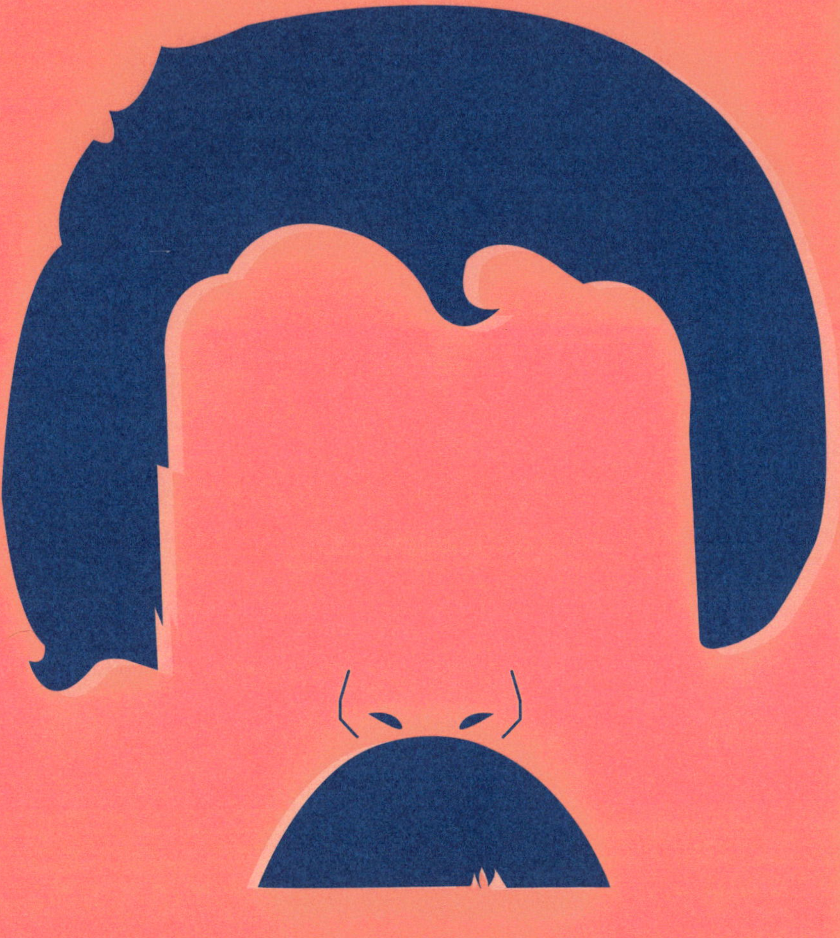

BESEN

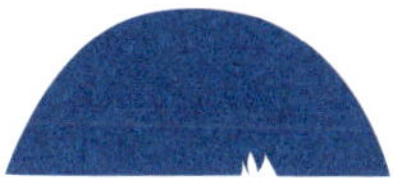

Möchtet ihr euch den Respekt eurer Mitmenschen verdienen, und das ohne große Mühe? Dieser Schnauzer scheint wie geschaffen dafür, denn er verleiht dem Gesicht den seriösen Ausdruck eines Familienvaters, ohne notwendigerweise weitere Verantwortung zu übernehmen. Er umrahmt überzeugend ovale und längliche Gesichter.

BERÜHMTE PERSÖNLICHKEITEN

Ned Flanders

SO GEHT'S

BESEN

ZEITRAUM: 2 Monate und länger

SCHWIERIGKEITSGRAD: 2½

MÄNNLICHKEIT: 2½

ATTRAKTIVITÄT: 3½

ORIGINALITÄT: 3

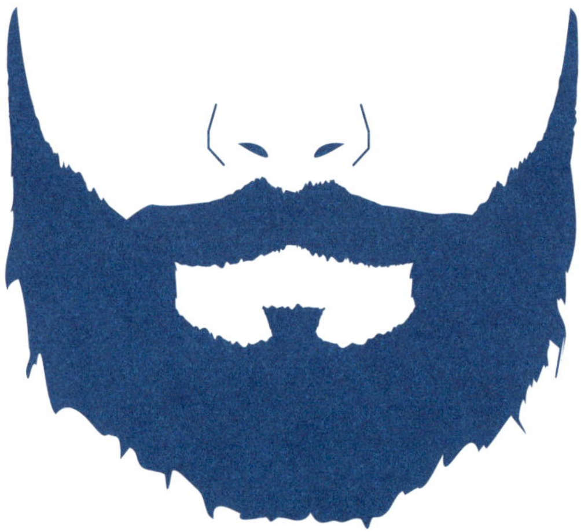

①

▶ Überlasst einer Vertrauensperson die Aufgabe, die Schere zu verstecken.

▶ Ist euer Schnauzer so lang, dass er euch beim Essen stört? Gut, noch ein paar Wochen, und ihr werdet so weit sein. Kämmt ihn, bis er die Form einer halbrunden Kuppel annimmt, die charakteristisch für ihn ist.

2

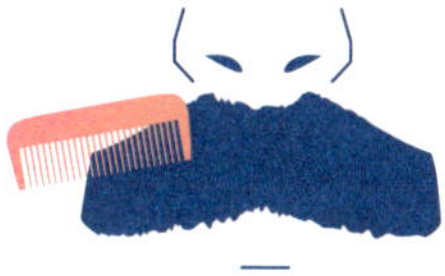

▶ Verzichtet nicht auf die notwendige Hygiene: Es ist unvermeidbar, dass ein paar Essensreste im Dickicht eures Schnauzbarts hängen bleiben, und gerade deshalb müsst ihr ihn nach jeder Mahlzeit sehr gründlich reinigen.

3

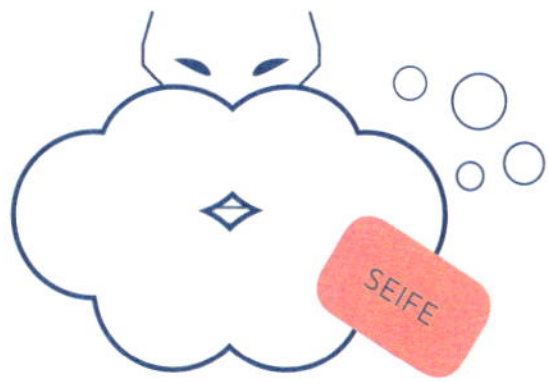

▶ Wenn der Bart erst einmal auch die Unterlippe überdeckt, beginnt die Phase der Pflege: Gleicht ihn mit der Schere an, als würde es sich um eine Ponyfrisur handeln.

4

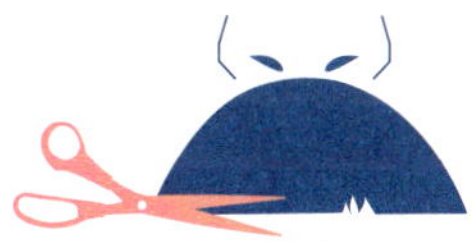

WENN IHR ES FERTIGBRINGT, EUREM GEGENÜBER DIE ZUNGE HERAUSZUSTRECKEN, OHNE DASS DER ANDERE ES SIEHT, HABT IHR EINEN BESEN AUS DEM LEHRBUCH KREIERT. KOMPLIMENT!

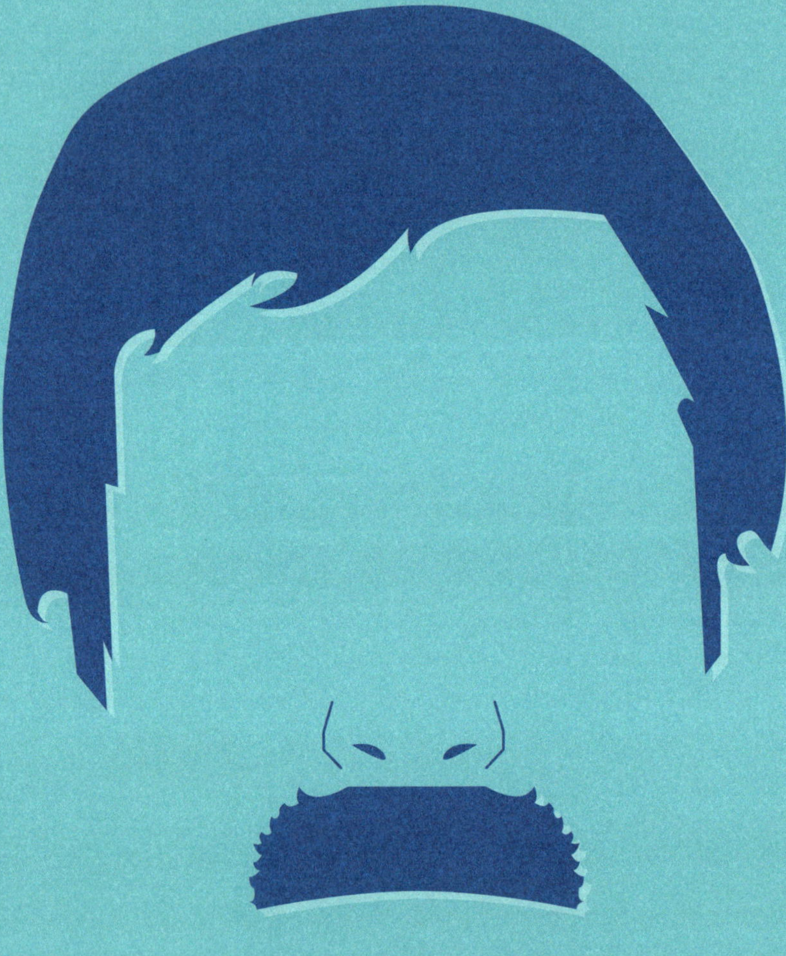

BÜRSTE

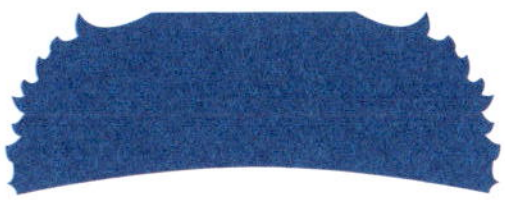

Ein trapezförmiger Haarteppich, vorzugsweise kohlrabenschwarz, mit einem Touch von Arbeiterklasse und Widerborstigkeit: ein männlicher Schnurrbart, der auch perfekt geeignet ist, wenn man allzu weiche Züge männlicher machen möchte.

BERÜHMTE PERSÖNLICHKEITEN

Peter Sellers, Johann Lafer, Günter Grass, Albert Einstein

SO GEHT'S

BÜRSTE

ZEITRAUM: 1 Monat

SCHWIERIGKEITSGRAD: 2
MÄNNLICHKEIT: 4 ½
ATTRAKTIVITÄT: ½
ORIGINALITÄT: 3

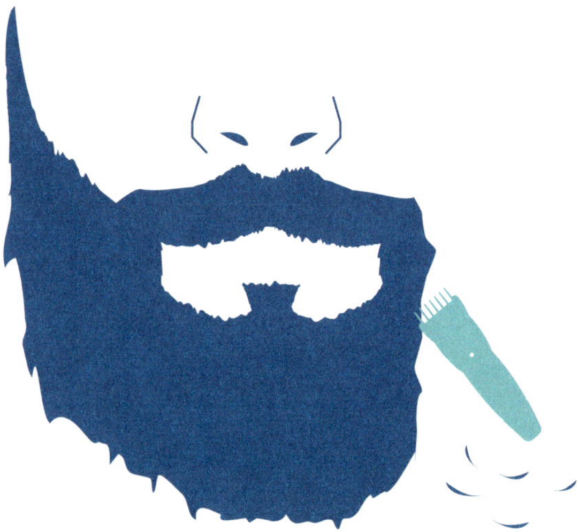

1

▶ Rasiert Wangen, Hals und Kinn und achtet dabei darauf, dass die Rasur in diesen Bereichen perfekt ist.

▶ Arbeitet die Kontur des Schnurrbarts mit der Schere nach und gebt ihm die charakteristische Trapezform.

②

▶ Denkt daran, dass ihr den Bart sowohl an der oberen als auch an der unteren Kante ausgleicht. Achtet besonders auf die Barthaare an den Mundwinkeln, um die Symmetrie nicht zu zerstören.

③

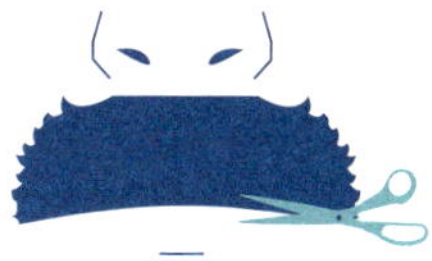

▶ Ihr könnt die Haarenden mit ein bisschen Gel oder Bartwichse formen, falls ihr Lust auf den Zackeneffekt habt, der den Schnauzer aufpeppt und origineller aussehen lässt.

④

IHR HABT'S GESCHAFFT! VON JETZT AN KANN EUCH NIEMAND MEHR WIE BISHER BEZICHTIGEN, EIN EITLER FAULPELZ ZU SEIN. EUER VERDIENST IST ES, TRÄGER EINES DER SERIÖSESTEN SCHNAUZER IM GANZEN UMKREIS ZU SEIN.

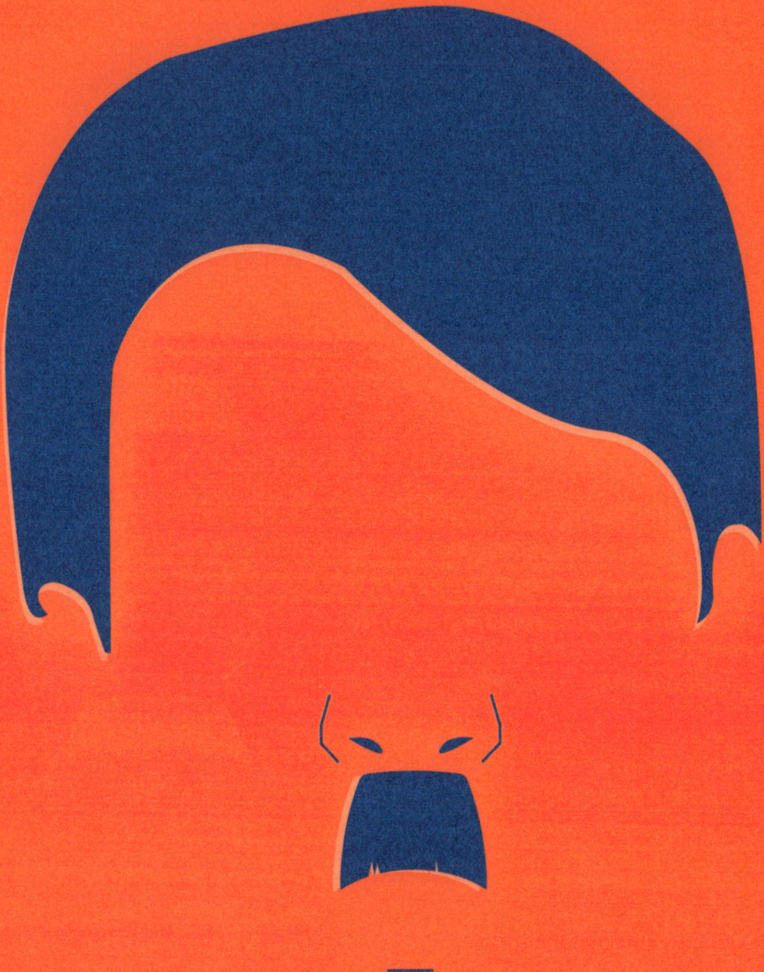

CHARLIE-CHAPLIN-BART

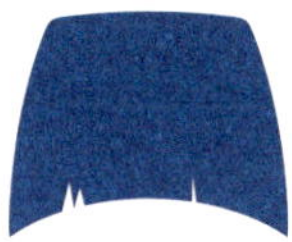

Ein Schnauzer, den man mit einem Sinn für Ironie tragen sollte, in einem Umfeld, in dem diese Ironie geschätzt wird; im absoluten Bewusstsein, Gefahr zu laufen, missverstanden werden und in unangenehme Situationen geraten zu können. Für denjenigen, der um jeden Preis provozieren möchte und auch weiß, wie man das macht. Jedoch solltet ihr besser vermeiden, euren Schnauzer mit einer Schmalzlocke zu verbinden.

BERÜHMTE PERSÖNLICHKEITEN

Adolf Hitler, Charlie Chaplin

SO GEHT'S

CHARLIE-CHAPLIN-BART

ZEITRAUM: 2 Wochen

SCHWIERIGKEITSGRAD: ½

MÄNNLICHKEIT:

ATTRAKTIVITÄT:

ORIGINALITÄT: ½

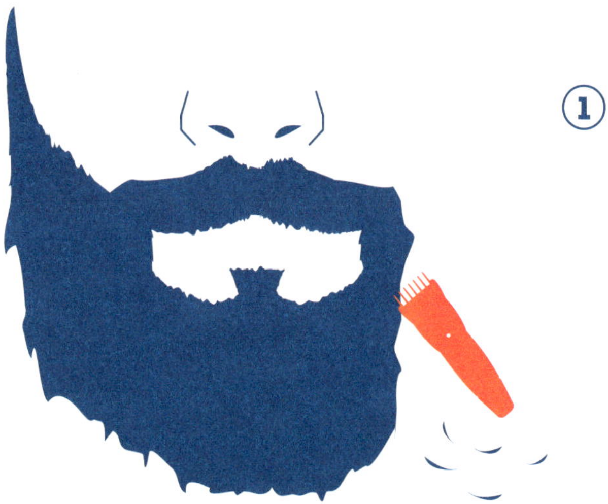

▶ Nehmt euch zunächst alle Zeit, die ihr braucht, und überlegt gut: Seid ihr euch wirklich sicher, dass ihr das machen wollt? Wenn eure Antwort positiv ausfällt, rasiert euch die Wangen, das Kinn und den Hals vollständig.

▶ Beginnt dann, den Schnauzer zu begrenzen, indem ihr von den Enden ausgeht und die Symmetrie beachtet.

2

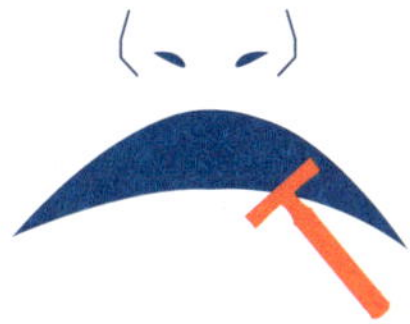

▶ Die Philtrum genannte Rinne, die zwischen Nase und Oberlippe verläuft, muss dabei von Haaren bedeckt bleiben: Wenn der Rasierer über diese Rinne fährt, ist es besser, gleich alles abzurasieren.

3

▶ Entscheidend ist, dass der Zweifingerbart dicht steht. Die eigentliche Pflege betrifft nur den Rest des Gesichts, das regelmäßig rasiert werden muss.

4

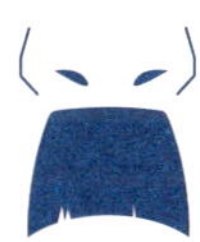

IM ERNST, LASST POLEN IN FRIEDEN!

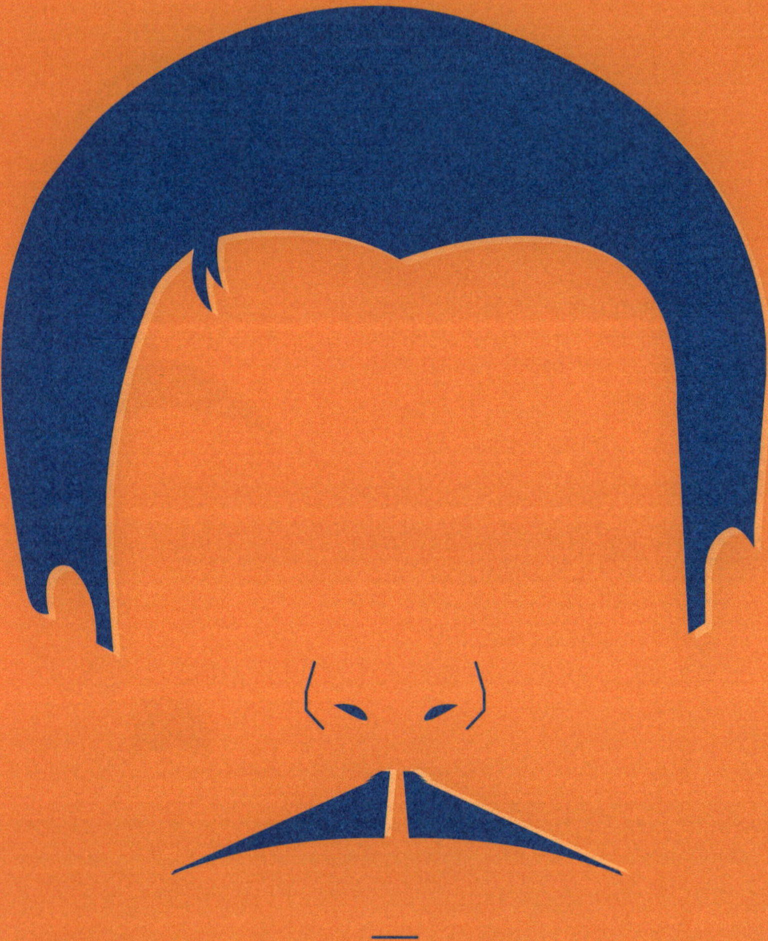

CLARK-GABLE-BART

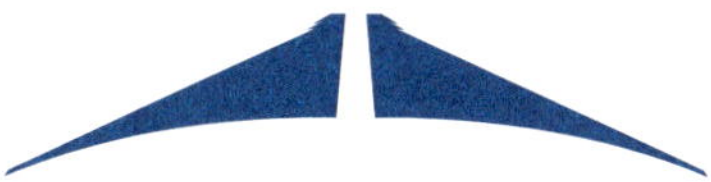

Dieser kurze und feine Schnurrbart, der an den Mundwinkeln brüsk endet, steht sowohl für eine unsterbliche Romangestalt namens Don Diego de la Vega und die Z-förmige Narbe, die er auf dem Körper seiner Feinde hinterließ, als auch für den Charme, den Clark Gable ausstrahlt und an dem dieser Bart entscheidenden Anteil hat. Doch dahinter lauert eine Falle: Der Bart scheint einfach zu tragen zu sein, in Wirklichkeit steht er Schönlingen einfach am besten.

BERÜHMTE PERSÖNLICHKEITEN

Clark Gable, Zorro

SO GEHT'S

CLARK-GABLE-BART

ZEITRAUM: 2 Wochen

SCHWIERIGKEITSGRAD: 3 ½   **MÄNNLICHKEIT:** 3
ATTRAKTIVITÄT: 5   **ORIGINALITÄT:** 2 ½

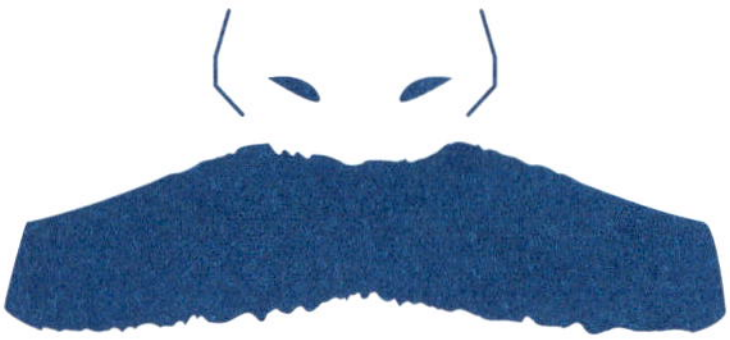

①

▸ Entfernt den Bart, den ihr über ein paar Tage über Wangen, Kinn, Unterkiefer und Hals habt stehen lassen, nur das Rechteck über dem Mund soll bleiben.

▶ Lasst mithilfe des Rasiermessers unmittelbar unter der Nase einen glatten Streifen stehen.

2

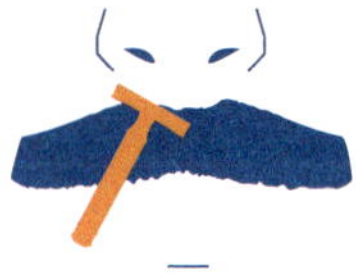

▶ Fahrt fort, indem ihr die über dem Mund wachsenden Barthaare entfernt.

3

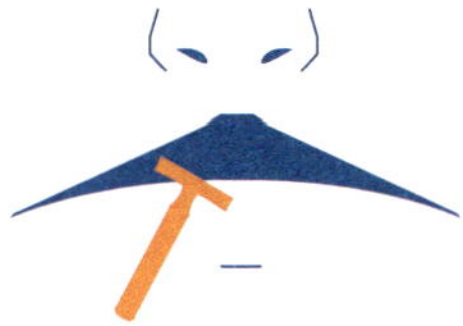

▶ Jetzt wird euer Bart sorgfältig vollendet: Nehmt die Schere zu Hilfe, bis er die gewünschte Länge erreicht hat. Alle zwei Tage muss diese Prozedur wiederholt werden.

4

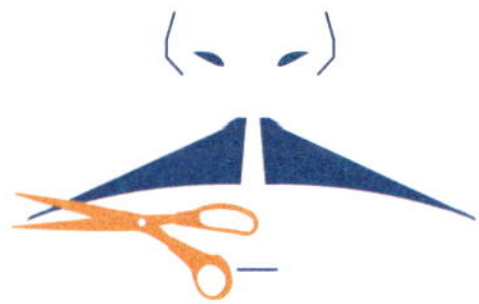

WENN IHR MIT DIESEM SCHNURRBART JEMANDEN VERFÜHREN WOLLT UND SICH IN DER LUFT KEINE PHEROMON-WOLKE VERBREITET, DANN SEID IHR ENTWEDER ECHT SCHRECKLICH ODER HABT BEI DER VORBEREITUNG ETWAS FALSCH GEMACHT.

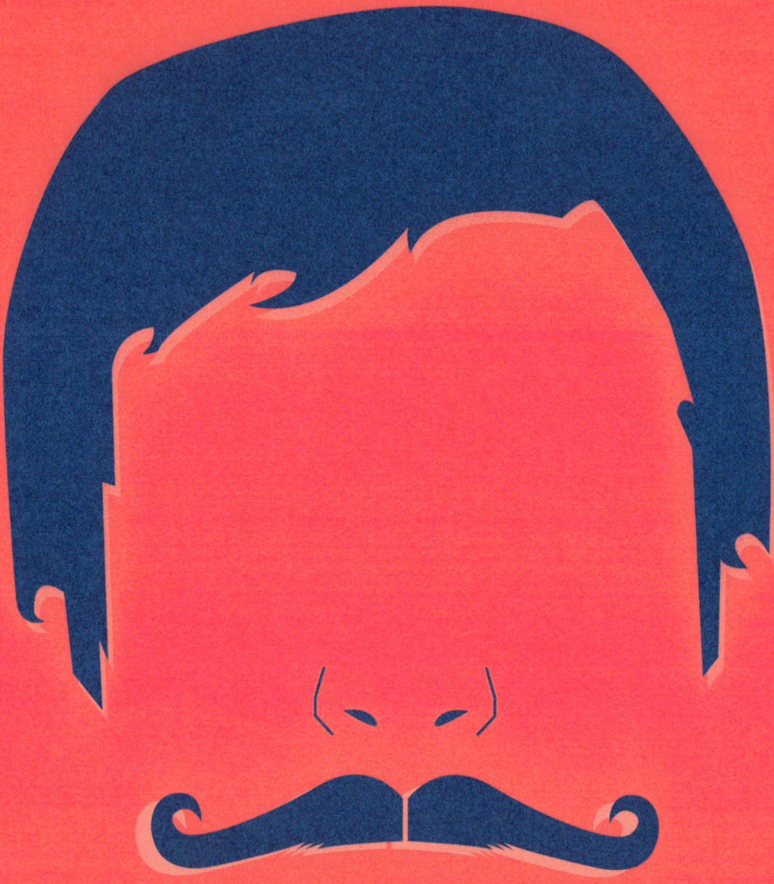

CONNAISSEUR

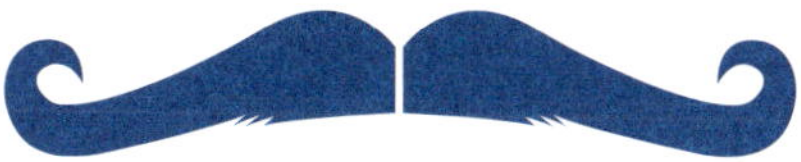

Ein Schnurrbart mit gerundeten Formen, der nach einer genauen Rasur verlangt, um ihn so fein hinzubekommen, und nach genug Bartwichse, um seine Enden zwirbeln zu können. Gewiss, viel Mühe: Im Gegenzug werdet ihr aber den Ruf eines Kenners, eines Kritikers und Lebemanns bekommen, wenn ihr dieses Schmuckstück zur Schau stellt.

BERÜHMTE PERSÖNLICHKEITEN

Hercule Poirot

SO GEHT'S

CONNAISSEUR

ZEITRAUM: 6 Wochen

SCHWIERIGKEITSGRAD: 4
MÄNNLICHKEIT: 3 ½
ATTRAKTIVITÄT: 3 ½
ORIGINALITÄT: 3 ½

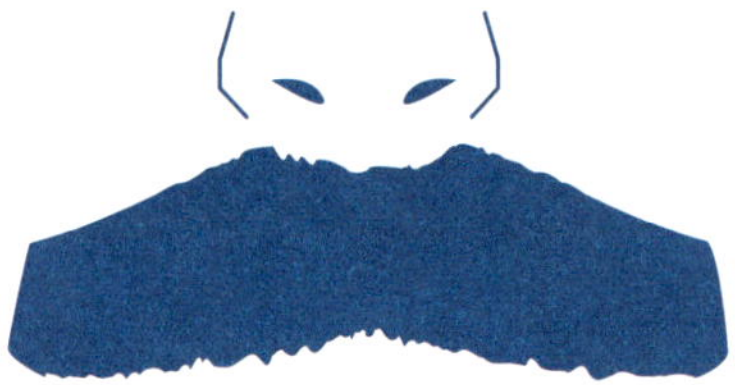

①

▶ Im Vergleich zum HANDLEBAR, mit dem dieser Bart von Weitem Ähnlichkeit hat, verlangt dieser Stil mehr Pflege der gesamten Bartstruktur und eine notwendige Portion Unverschämtheit, um mit all den Bekanntschaften anzugeben, die ihr offensichtlich nicht habt. Beginnt deshalb mit einer Vollrasur und dem Erwerb eines Weindekanters.

▶ Kämmt die Barthaare, während sie wachsen, regelmäßig nach außen, um sie allmählich an die Form zu gewöhnen, die sie bekommen sollen. Übrigens: Glaubt ihr nicht auch, dass das usbekische Kino dasjenige ist, das man in nächster Zeit unbedingt im Auge behalten sollte? Nur die Ruhe, die Antwort lautet einfach: »Unbedingt.« Aber derlei Kommentare werden die Leute von euch erwarten, deshalb ist es besser, eine Liste mit Antworten auf Fragen dieser Art vorzubereiten.

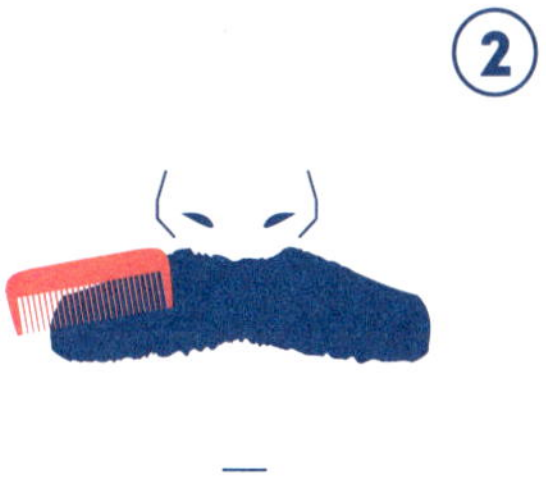

▶ Wenn die Barthaare die richtige Länge erreicht haben, feuchtet sie ausgiebig mit Bartwichse an: Dreht dann die Enden leicht, sodass der Schnauzbart zu den Enden hin immer dünner wird, aber ohne diese zu sehr aufzuwickeln. Kontrolliert, ob die zwei Barthälften symmetrisch sind.

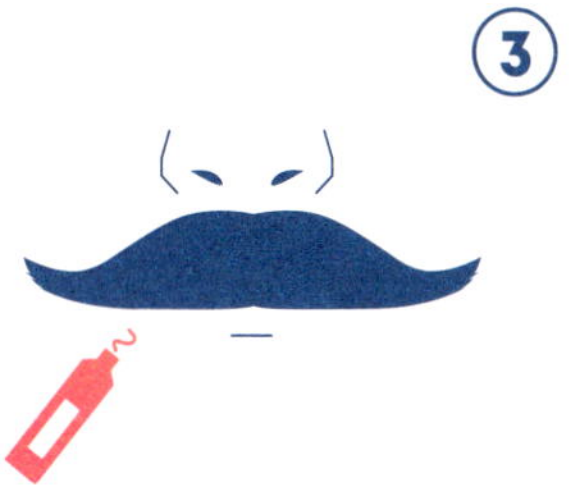

▶ Jetzt ist der Augenblick gekommen, die Spitzen zu zwirbeln, und dann ist das meiste schon geschafft: Der Connaisseur-Schnäuzer muss regelmäßig gepflegt werden, ist aber nicht allzu aufwendig. So genügt es, den Bart ein paar Mal die Woche zu stutzen und die übrigen Stellen im Gesicht täglich zu rasieren.

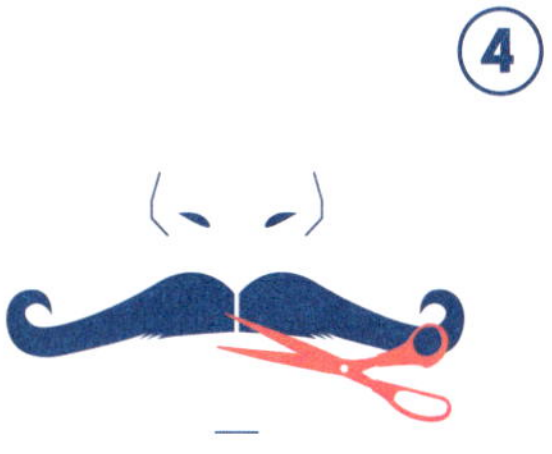

EIN PRÜFENDER BLICK IN DEN SPIEGEL BESTÄTIGT ES: IHR SEID BEREIT, MIT IRGENDEINEM UNBEDEUTENDEN SCHWACHKOPF AUS DER KULTURWELT ZUSAMMENZUARBEITEN.

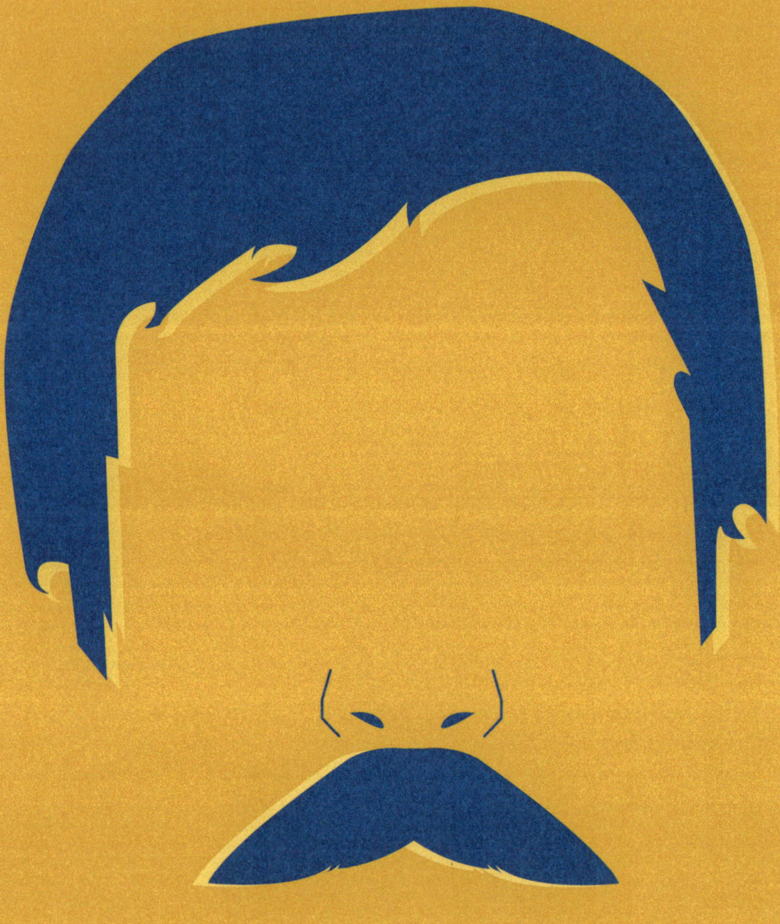

COPSTASH STANDARD

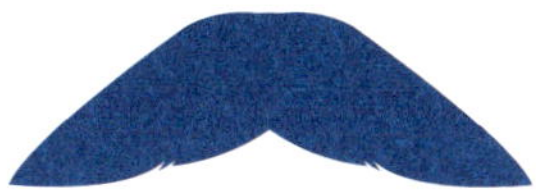

Ein außereuropäischer Schnurrbart, für den keine festen Regeln gelten: Falls ihr die anderen Varianten für allzu aristokratisch oder modisch haltet, könnte dieser Schnauzer – der von den mexikanischen Revolutionären wie Emiliano Zapata oder Pancho Villa zu Beginn des letzten Jahrhunderts ins Rampenlicht getragen wurde – euer Fall sein. Es versteht sich von selbst, dass derjenige schon von Anfang an ausscheidet, der keinen dunkleren Teint und ebensolche Augen hat.

BERÜHMTE PERSÖNLICHKEITEN

Pancho Villa, Emiliano Zapata

SO GEHT'S

COPSTASH STANDARD

ZEITRAUM: 2 Monate

SCHWIERIGKEITSGRAD: 2 **MÄNNLICHKEIT:** 4 ½
ATTRAKTIVITÄT: 3 ½ **ORIGINALITÄT:** 2 ½

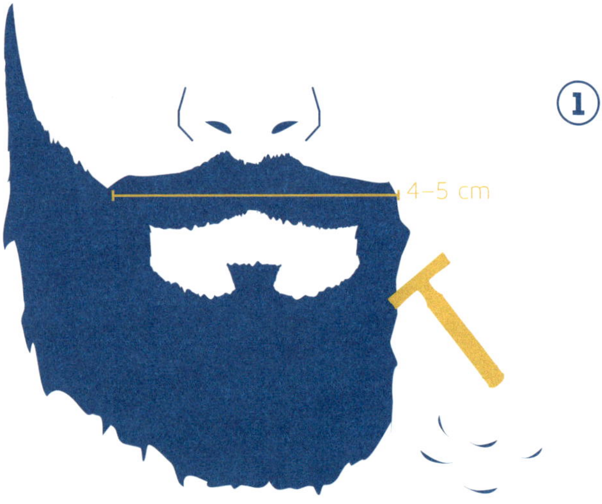

▶ Nehmt die Klinge, säubert das Gesicht vollständig und lasst lediglich die Schnurrbarthaare stehen, die vier bis fünf Zentimeter lang sein sollten.

▶ Zeichnet, wie immer mithilfe der Klinge, die Konturen des Schnauzers im oberen Teil nach, bis sich eine Art Halbmond bildet.

2

▶ Stutzt mit der Schere die Barthaare auf eine Länge. Vermeidet jedoch, die Sache zu hektisch anzugehen.

3

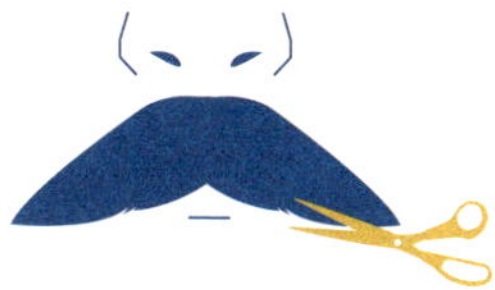

▶ Etwas Gel oder Bartwichse ist hilfreich, um die Enden minimal zu zwirbeln: Ein Handgriff, der ab nun täglich wiederholt werden sollte.

4

JETZT SEID IHR BEREIT, DEM VIZEKAPITÄN MARCOS DER ZAPATISTISCHEN BEFREIUNGSARMEE ZU HILFE ZU KOMMEN ODER DEN PROTAGONISTEN EINES ROMANS VON BOLANO ZU VERKÖRPERN.

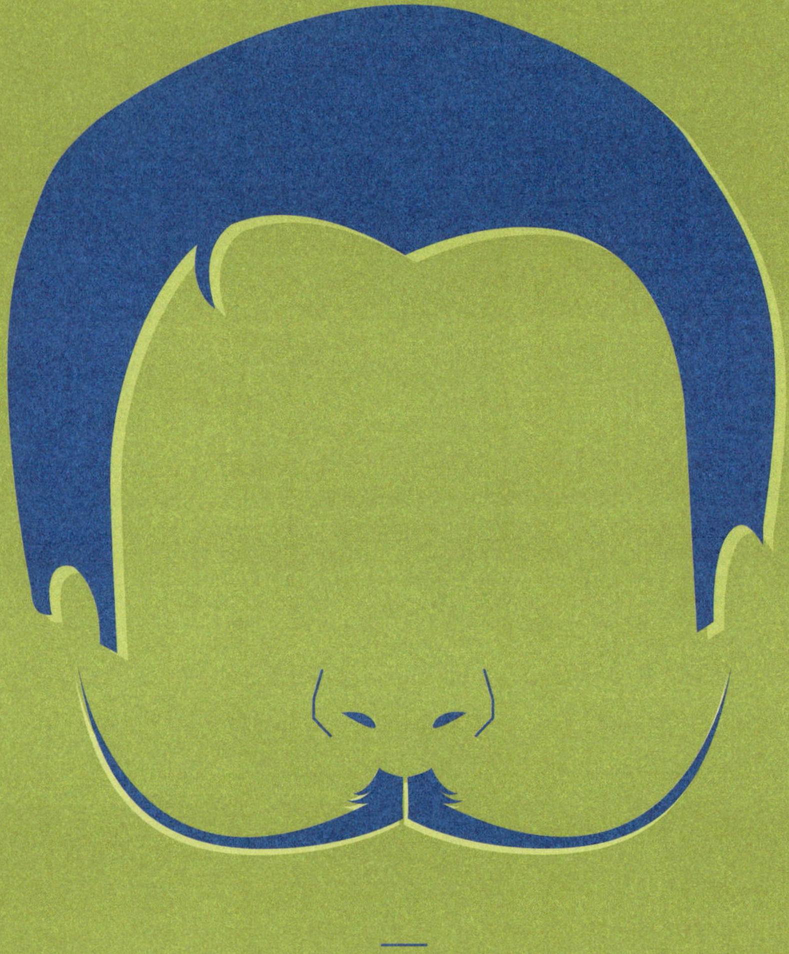

DALÍ

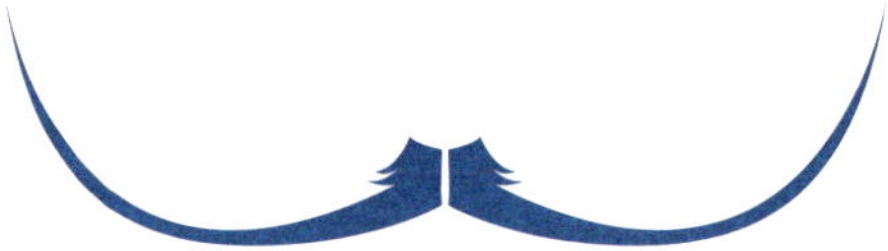

Hier wird das Moustache-Styling zum Kunstwerk: Die Form dieses Schnurrbarts überwindet, wie in den Gemälden des weltberühmten spanischen Malers, tatsächlich die gängigen Gesetze von Raum und Zeit, um zu etwas anderem zu werden. Wer sich diesen Bart über Nase und Oberlippe hinauswachsen lässt, sollte dies mit überaus großer Kreativität und ohne Skrupel tun.

BERÜHMTE PERSÖNLICHKEITEN

Salvador Dalí

SO GEHT'S

DALÍ

ZEITRAUM: 6 Monate und länger

SCHWIERIGKEITSGRAD: ▬ ▬ ▬ ▬ ▬

MÄNNLICHKEIT: 〰 〰 〰

ATTRAKTIVITÄT: ♀ ♀ ♀ ½

ORIGINALITÄT: 💡💡💡💡💡

①

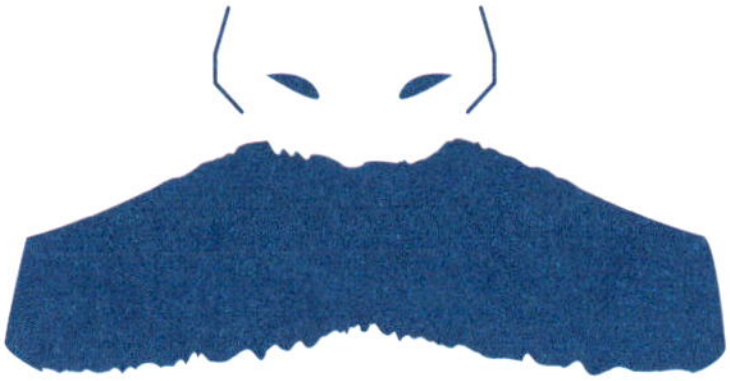

▶ Es wird noch viel Wasser den Fluss hinunterfließen müssen, bevor ihr dem Meister des Surrealismus nacheifern könnt: Es wäre wohl besser, euren Schnurrbart ab sofort zu pflegen, anstatt ihn aus einem üppig wuchernden Bart herausarbeiten zu wollen.

▶ Streicht ihn täglich mit einem geeigneten Bartkamm glatt, damit er so geschmeidig und leicht wie möglich zu modellieren bleibt.

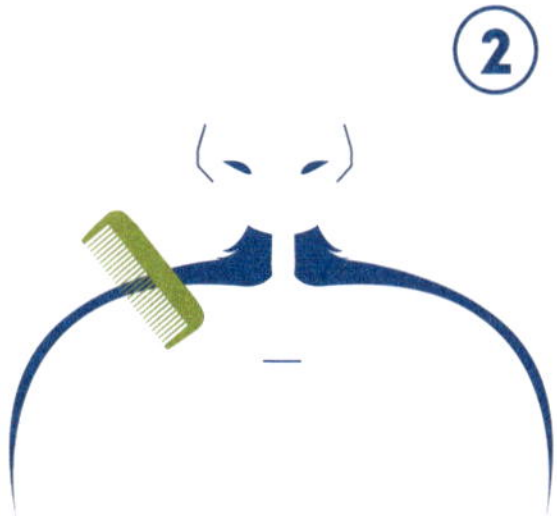

▶ Bestreicht den einen Teil des Schnurrbarts mit Bartwichse, wickelt ihn nach oben auf und zwirbelt ihn gleichzeitig ein bisschen. Führt diese Aktion mit Feingefühl aus, um zu vermeiden, dass er reißt, und wiederholt sie mit dem anderen Bartteil. Am Ende sollten sie beide nach oben zeigen.

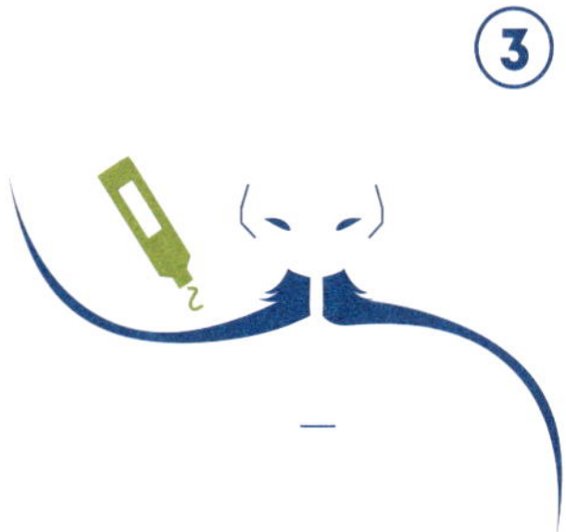

▶ Wenn nötig – und das ist wahrscheinlich –, zusätzlich Bartwichse hinzufügen, bis zwei kleine Stalagmiten aus Haar entstanden sind. Falls sie nicht gänzlich symmetrisch sind, ist es auch egal: einer der Vorzüge von Dalí.

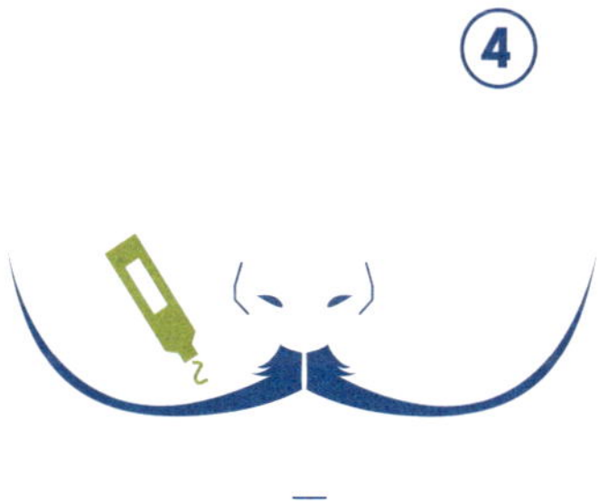

DENKT DARAN, EUCH VON ZWEI DINGEN FERNZUHALTEN: VON DER MALEREI, WEIL IHR NIEMALS AN DIE GRÖSSE EURES VORBILDS HERANREICHEN KÖNNT, UND VON KINDERN, DIE – KOSTE ES, WAS ES WOLLE – MIT EUREM SCHNURRBART SPIELEN WOLLEN.

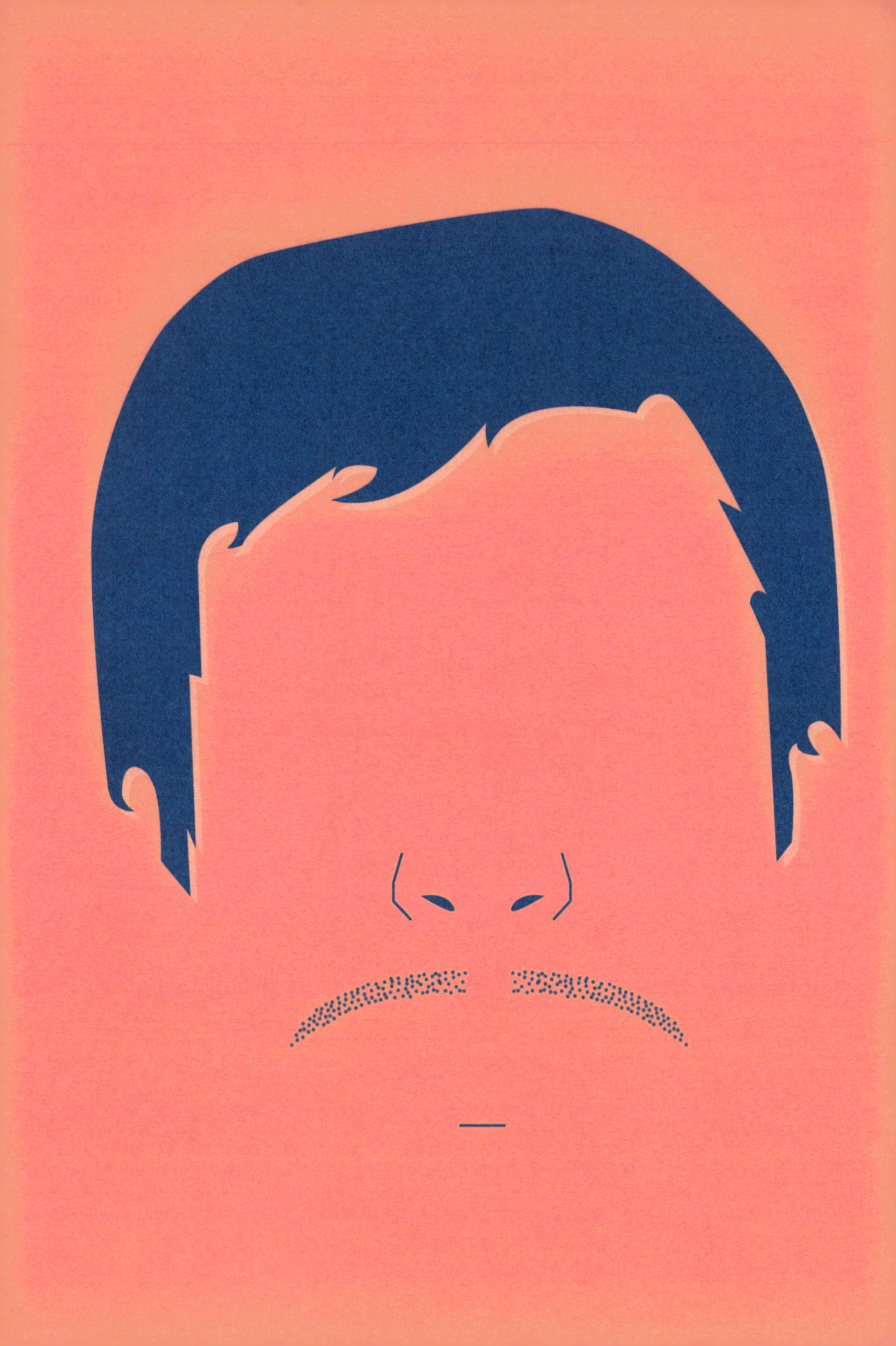

DAMENBART

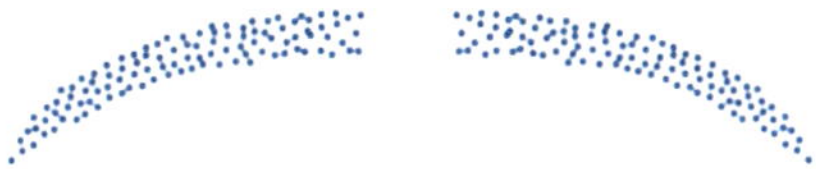

Perfekt für Jünglinge mit wenig Bartwuchs oder für den, der erst einmal den Versuch starten möchte, sich einen Schnurrbart wachsen zu lassen und nicht zu sehr auffallen möchte. Im letzteren Fall ist jedoch täglicher Einsatz nötig, um ihn auf der gleichen Stufe mit dem einer Oberschwester zu halten.

BERÜHMTE PERSÖNLICHKEITEN

Frida Kahlo

SO GEHT'S

DAMENBART

ZEITRAUM: 1 Woche

SCHWIERIGKEITSGRAD:

MÄNNLICHKEIT:

ATTRAKTIVITÄT: ½

ORIGINALITÄT:

1

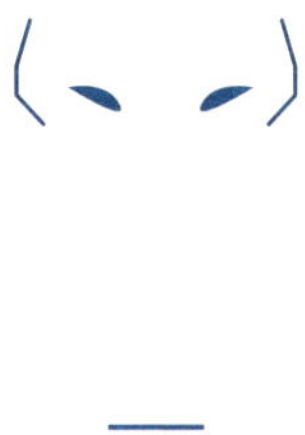

▶ Seid ihr praktisch bartlos? Wachsen eure Barthaare eher unregelmäßig? Ist eure Freundin, die Schnurrbärte hasst, fort? Dann ist dieser Style der richtige für euch. Startet mit einer perfekten Rasur, setzt euch aufs Sofa und wartet einige Tage.

▶ Rasiert euch mindestens einmal täglich mit der Klinge (zweimal, falls ihr zur Behaarung neigt, aber in diesem Fall wäre es besser, einen anderen Look zu wählen), lasst nur die Haare der horizontalen Oberkante des Schnauzers wachsen.

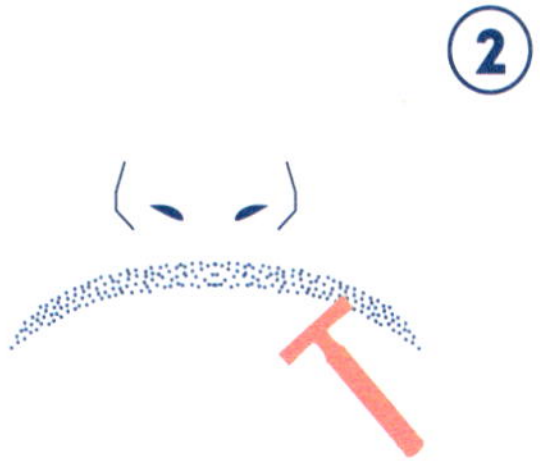

▶ Die Haare können mäßig lang, müssen aber licht sein. Dünnt sie gegebenenfalls mit der Pinzette aus. Liebe Behaarte, wir haben euch gewarnt!

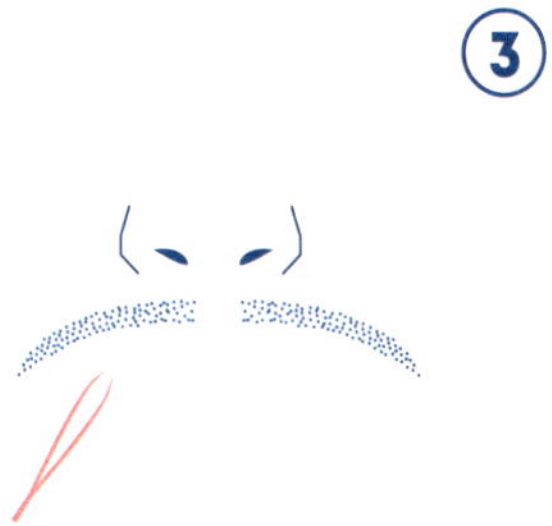

▶ Es ist wichtig, im Leben nicht zu übertreiben: Denkt daran, dass die paar Härchen, die ihr euch wachsen lasst, nicht zu lang werden dürfen. Lasst die Schere in Reichweite!

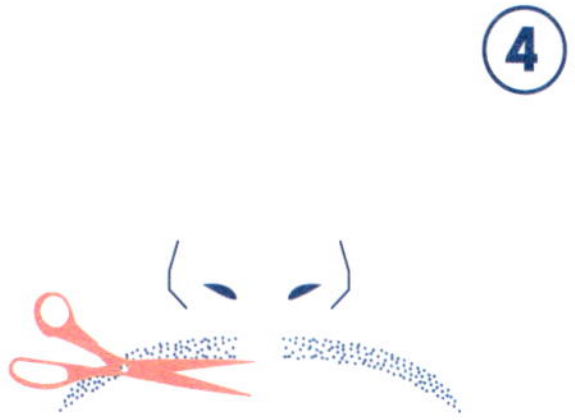

DAS IST DER BART, DER JÜNGER MACHT: JETZT WIRKT IHR WIE JUNGS ZWISCHEN 14 UND 16 JAHREN. DAS RISIKO IST, DASS AUCH EUER SEXUALLEBEN VON EINST WIEDERKEHRT.

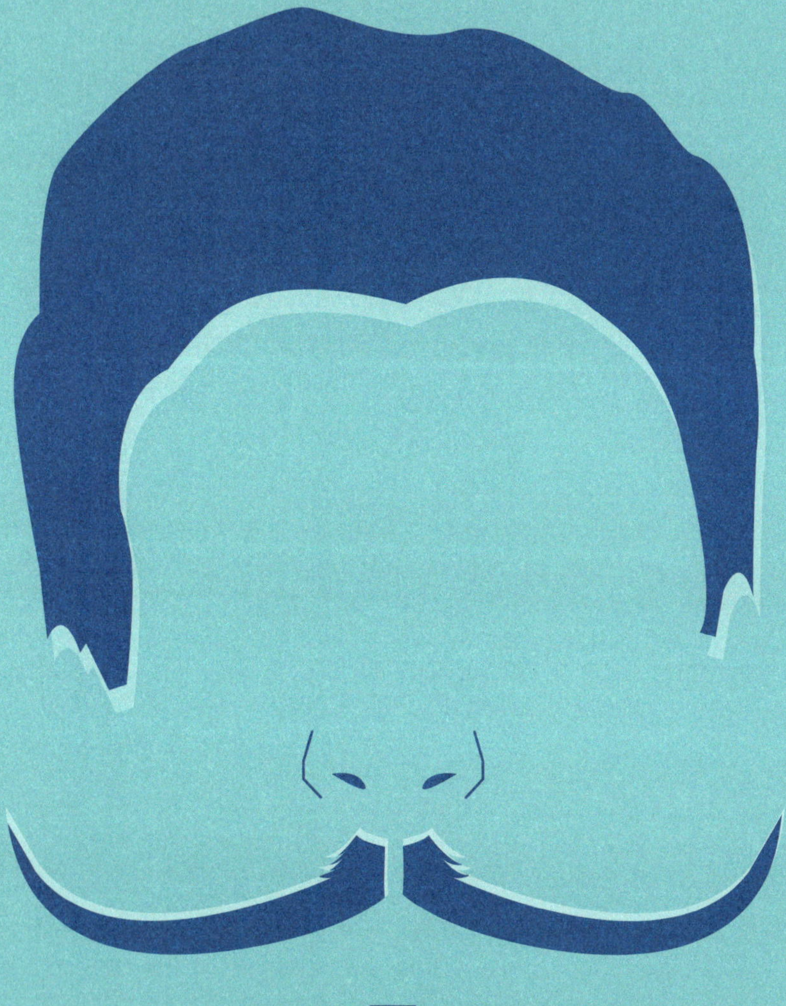

ENGLÄNDER

Einer der sechs Schnurrbart-Typen, die der Weltverband der Bärte anerkennt: Während sämtliche Haare jenseits der Mundwinkel rasiert werden, nimmt er mit seinen leicht nach oben gebogenen Enden seinen Ausgang von der Mitte der Oberlippe. Außerhalb der Zeit, der er sich stets verweigert hat, ist er von einer Eleganz, die Vergleichskriterien nicht zulässt, fein wie der Humor der Untertanen Ihrer Majestät. Um ihn zu tragen, braucht es kein Gesicht eines Hollywoodstars, Dick Dastardly lehrt uns das.

BERÜHMTE PERSÖNLICHKEITEN

Dick Dastardly

SO GEHT'S

ENGLÄNDER

ZEITRAUM: 3 Monate und länger

SCHWIERIGKEITSGRAD: 3 ½
MÄNNLICHKEIT: 3
ATTRAKTIVITÄT: 4 ½
ORIGINALITÄT: 3 ½

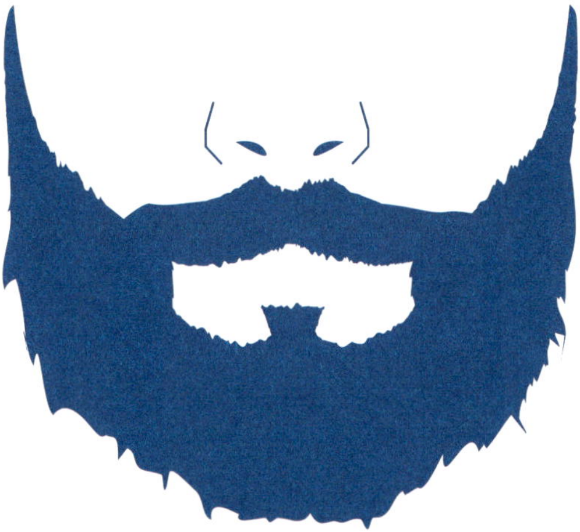

①

▶ Wappnet euch mit Geduld: Wenn ihr einem englischen Lord ähneln wollt, sind etwas Zeit und Bartwichse dienlich. Nach etwa vier Wochen Abstinenz vom Rasierapparat könnt ihr mit der Arbeit an eurem sehr englischen Schnurrbart beginnen.

▶ Rasiert den Bart über Wangen und Kinn und lasst nur die Schnauzhaare stehen.

2

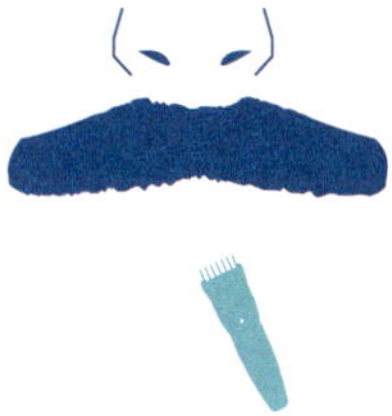

▶ Pflege ist alles: Verfolgt den Wuchs eures Schnurrbarts, kämmt ihn täglich und wahrt den charakteristischen Scheitel in der Mitte.

3

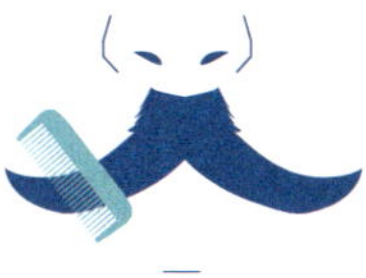

▶ Wenn der Schnauzer die entsprechende Länge erreicht hat, ist der Augenblick gekommen, ihn zu formen: Nehmt dazu reichlich Bartwichse oder Gel und formt einen feinen Schnauzer daraus, der in der typischen Spitzform ausläuft. Die beiden Enden sollen nach oben zeigen.

4

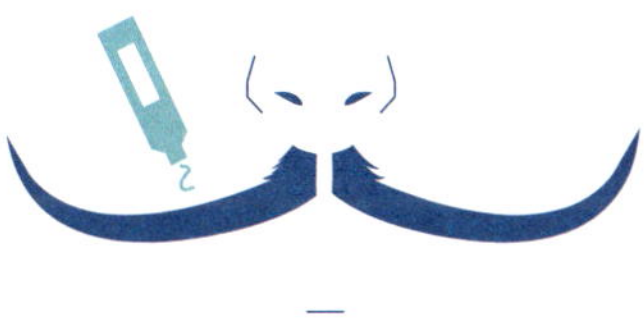

DIESEN SCHNURRBART PERFEKT IN FORM ZU HALTEN ERFORDERT ZIEMLICH VIEL ZEIT. BEHALTET DESHALB DIE UHR IM AUGE ODER IHR RISKIERT, EUCH ZUM FIVE O' CLOCK TEA ZU VERSPÄTEN.

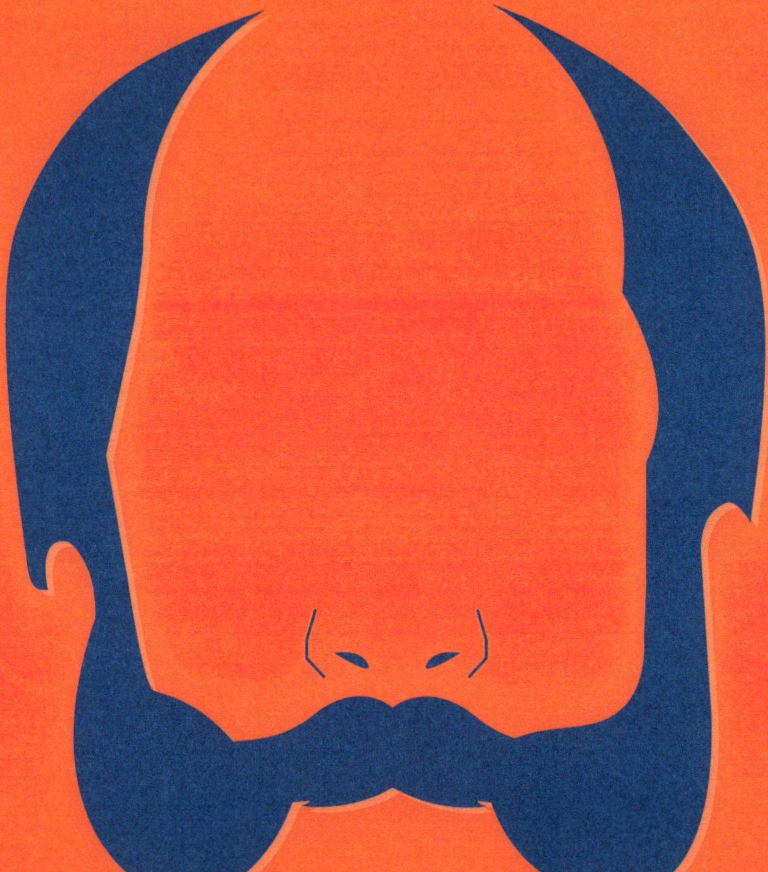

FRANZ-JOSEF-BART

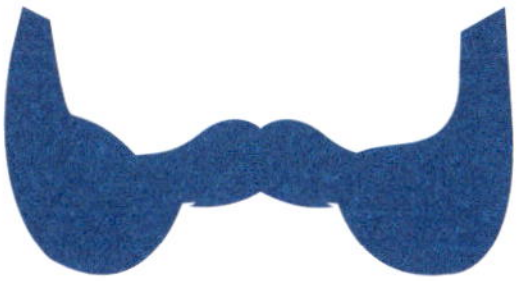

Die Dimensionen sind auch hier entscheidend: Schon der Aufbau in der Mitte ist von einer gewissen Imposanz, sodann vereinigen sich die Enden des Schnauzers mit den Wangenhaaren und werden dadurch wahrlich stattlich. Nicht zufällig war dieser Schnurrbart im 19. Jahrhundert demjenigen vorbehalten, der eine Nation führte oder die Regentschaft anstrebte. Je nachdem, wie man den Bart tragen möchte, kann er sich beinahe bis zu den Ohren kräuseln oder nach unten zu einem Vollbart werden.

BERÜHMTE PERSÖNLICHKEITEN

Umberto I., Vittorio Emanuele II., Franz Josef I. und andere Leute mit einem aus einer Ordnungszahl abgeleiteten Namen

SO GEHT'S

FRANZ-JOSEF-BART

ZEITRAUM: 6 Monate und länger

SCHWIERIGKEITSGRAD: 4 von 5

MÄNNLICHKEIT: 5 von 5

ATTRAKTIVITÄT: 3 von 5

ORIGINALITÄT: 4 ½

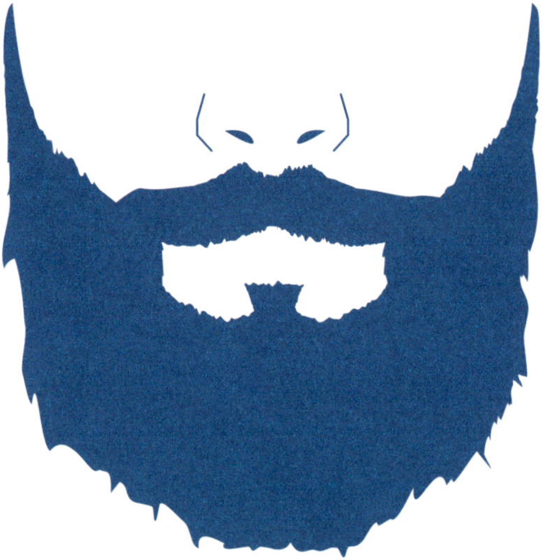

①

▶ Verstaut Elektrorasierer, Schere und Klingen in einer Kasette und verschließt sie: Das ist der Beginn eines langen Abenteuers, denn um diesen Schnauzer zu realisieren, braucht ihr zunächst einen Eremitenbart.

2

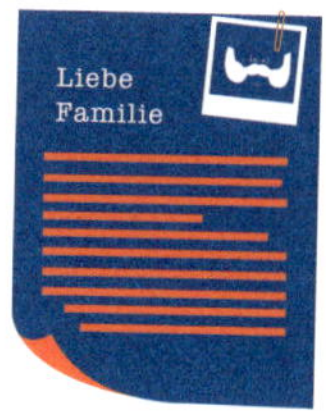

▶ Entscheidet, ob ihr euer Vorhaben der Familie und Freunden sofort unterbreiten oder eher noch abwarten wollt, dass sie es im Laufe der Zeit von selbst merken.

3

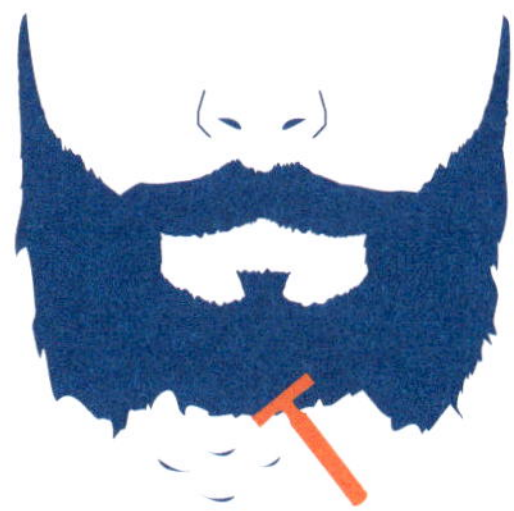

▶ Wenn der Moment gekommen ist, öffnet die bereits angestaubte Kassette und holt die Arbeitsinstrumente wieder heraus: Rasiert den Bereich unter der Lippe bis zum Kinn und sämtliche Haare unterhalb der Kinnlade. Was den Bereich am Unterkiefer betrifft, so ist die Rasur dort eurem Feingefühl überlassen.

4

▶ Auch der Umgang mit den gigantischen Schnauzer-Enden ist eine individuelle Entscheidung, denn sie können nach oben gekämmt werden, in Richtung der Ohren, aber auch nach unten, wie bei einem echten Bart. Sicher ist nur, dass es eines großen Aufwands und einer Menge Pflege bedarf, um einen Bartschmuck dieser Art in Form zu halten.

DER MOMENT IST GEKOMMEN: IHR KÖNNT DAS HAUS VERLASSEN. WUNDERT EUCH ABER NICHT, DASS DIE LEUTE NICHT AUF DIE KNIE FALLEN, WENN IHR VORBEIGEHT. IM GEGENTEIL: ERHALTET EUCH DIE WENIGEN FREUNDE, DIE EUCH NOCH GEBLIEBEN SIND.

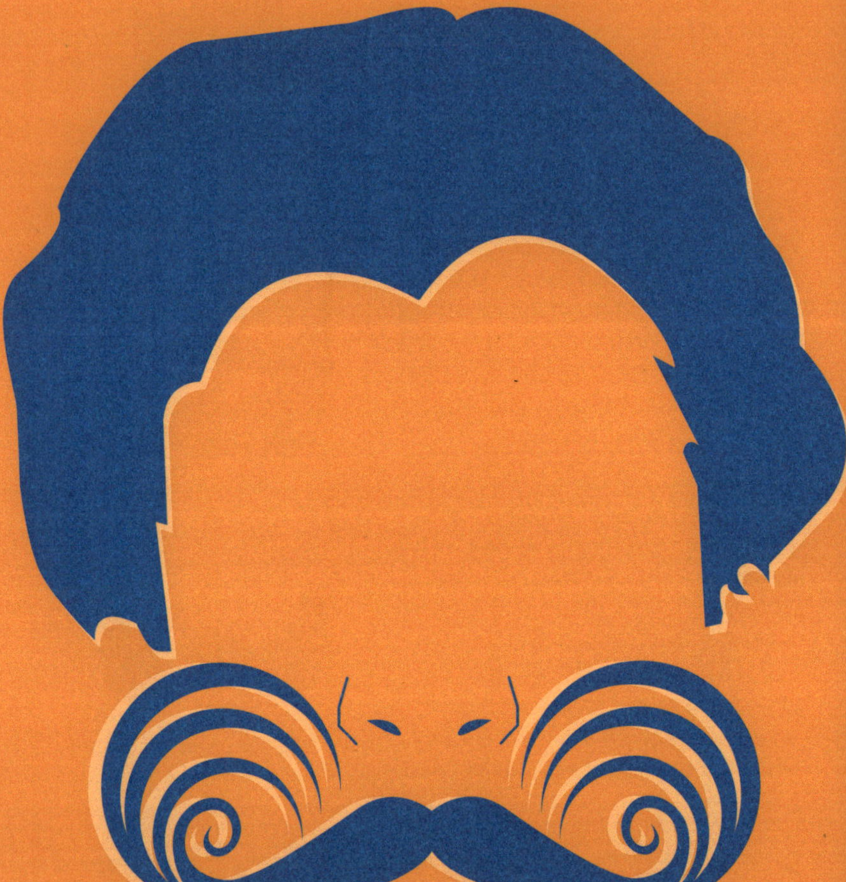

FREESTYLE

Die einzige feste Regel lautet, dass es in diesem Fall keine Regel gibt. Nehmt deshalb alle Schnurrbart-Typen, die ihr je gesehen habt, und löscht sie aus eurem Gedächtnis. Lasst euch was Originelles, Extravagantes und absolut Denkwürdiges wachsen, etwas Unerwartetes, etwas, das würdig ist, erwähnt zu werden, wenn das nächste Mal über Bärte gesprochen wird.

BERÜHMTE PERSÖNLICHKEITEN

Jeder, dem es gelingt, einen derart originellen Schnurrbart zu kreieren, der die Aufmerksamkeit aller auf sich zieht, wird seine Viertelstunde Ruhm gehabt haben.

SO GEHT'S

FREESTYLE

ZEITRAUM: 0-∞

SCHWIERIGKEITSGRAD: 0–∞

MÄNNLICHKEIT: 0–∞

ATTRAKTIVITÄT: 0–∞

ORIGINALITÄT: 0–∞

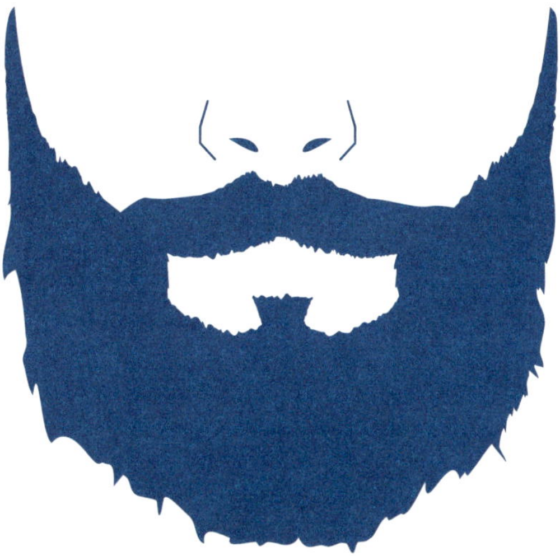

1

▶ Lasst euch einen langen und ungepflegten Bart alla Verdi wachsen, damit ihr euch keinerlei Möglichkeiten versperrt.

2

▶ In der Zwischenzeit habt ihr einige Wochen Zeit, um eure Kreativität zu wecken: Entscheidend für einen guten Freestyle-Bart ist eine verrückte und originelle Idee, und die muss geboren sein, bevor man sich vor den Spiegel stellt.

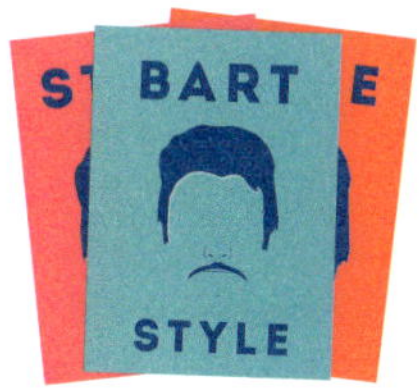

3

▶ Bewaffnet euch nach der Rasur der Barthaare an Hals, Unterkiefer und Kinn mit Schere und Bartwichse und experimentiert herum. Habt keine Angst, etwas zu wagen, aber seid euch auch bewusst, dass alles, was ihr zu früh abschneidet, nicht mehr für die Kreation eures Schnauzers verwendet werden kann.

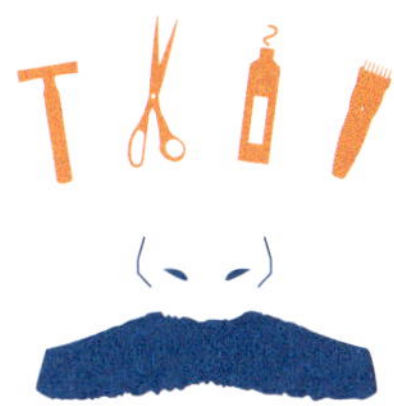

4

4

▶ Nachdem ihr eine Lösung für euch gefunden habt, bittet eine Vertrauensperson um ihre Meinung: Wenn die anfängliche Reaktion Verblüffung ist, die sich schnell in einer Mischung aus Belustigung und Bewunderung vor eurem Mut entwickelt, habt ihr voll ins Schwarze getroffen.

DER FREESTYLE IST PERFEKT FÜR EINEN BÄRENSTARKEN TAG, ES WÄRE SCHADE, IHN NICHT BEI EINER BESONDEREN GELEGENHEIT ZUR SCHAU ZU STELLEN.

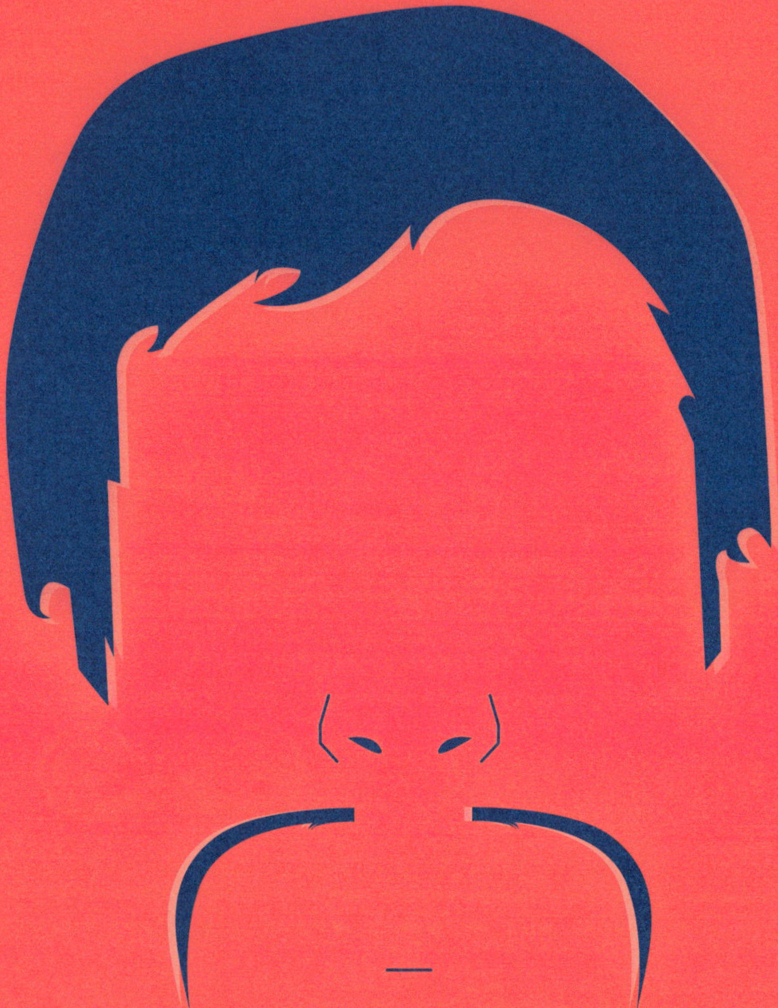

FU MANCHU

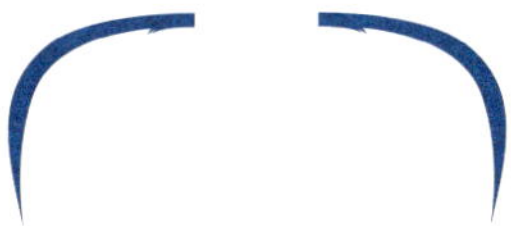

Bittet euren Bart um Hilfe, um diesen Schnauzer alla Fernost wiederzubeleben. In der Tat handelt es sich um eine Weiterführung des Hufeisenbarts bis zu den Kinnhaaren und darüber hinaus. Es ist fundamental, dass man den Kontrast zwischen Schnäuzer und Kinnbart nicht bemerkt; im Gegenteil: Die Wirkung des chinesischen Schnurrbarts gründet auf der perfekten Verschmelzung dieser beiden Elemente.

BERÜHMTE PERSÖNLICHKEITEN

Fu Manchu

SO GEHT'S

FU MANCHU

ZEITRAUM: 6 Monate und länger

SCHWIERIGKEITSGRAD: ▬ ▬ ▬ ▬ ▬

MÄNNLICHKEIT: 〰 〰 〰

ATTRAKTIVITÄT: ♀ ♀ ♀ ½

ORIGINALITÄT: 💡💡💡💡💡

1

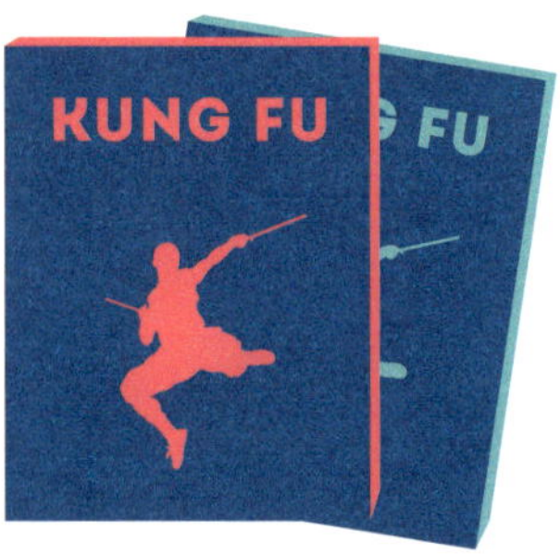

▶ Kauft euch ruhig gleich die ganze Box mit der Auswahl der allerbesten Kung-Fu-Filme aller Zeiten. Während euer Schnurrbart wächst, habt ihr jede Menge Muße, alle gleich mehrere Male anzusehen und wirkliche Experten auf dem Gebiet zu werden.

▶ Kürzt den Schnurrbart zweimal wöchentlich und rasiert euch ansonsten täglich das übrige Gesicht, während in der Zwischenzeit die Spitzen wachsen und ihr die Lehren eures Kung-Fu-Meisters verinnerlicht.

(2)

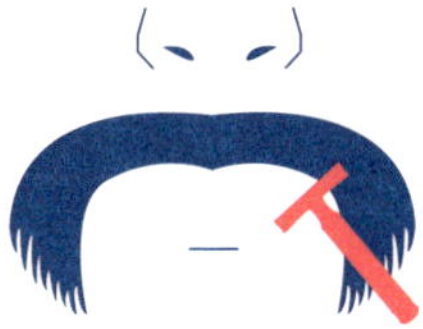

▶ Auf diese Weise werden die Enden eurer Schnauzhaare nach unten fallen, ohne auf die Haare des Barts zu stoßen, und in zwei bis drei Jahren habt ihr endlich euer Ziel erreicht. Wenn ihr ein wenig schummeln und die Zeit der Realisierung deutlich verkürzen wollt, benutzt euren Kinnbart als natürliche Fortsetzung des Schnäuzers.

(3)

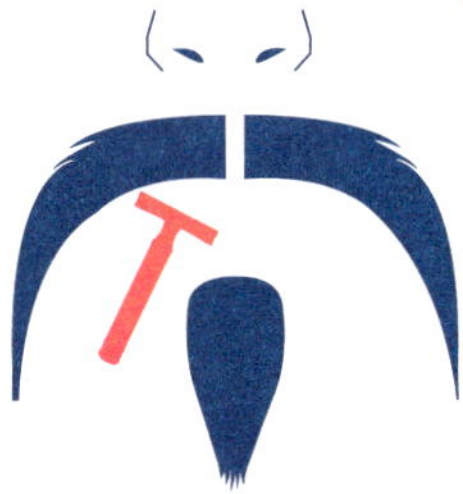

▶ Das Wichtige ist, dass man die Trennung zwischen Oberlippenbart und Kinnbart nicht bemerkt und dass beide, zumindest auf den ersten Blick, eine Sache zu sein scheinen. Man beachte, dass beide dieselbe Stärke haben. Um sie besser anzugleichen, benutzt Bartwichse.

(4)

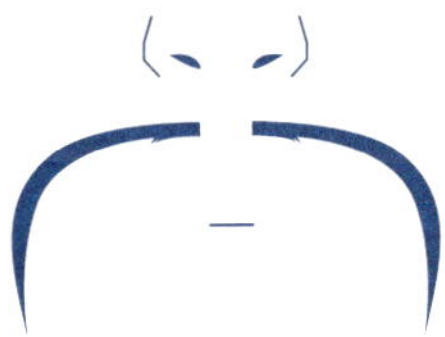

ENDLICH UMGIBT EUCH DIE AURA VON KLUGHEIT UND HINTERLIST, DIE IHR EUCH IMMER ERTRÄUMT HABT. PASST BEI »MANN GEGEN MANN«-KÄMPFEN AUF, DENN IN DERLEI SITUATIONEN IST DER FU MANCHU EIN SCHRECKLICHES HANDICAP.

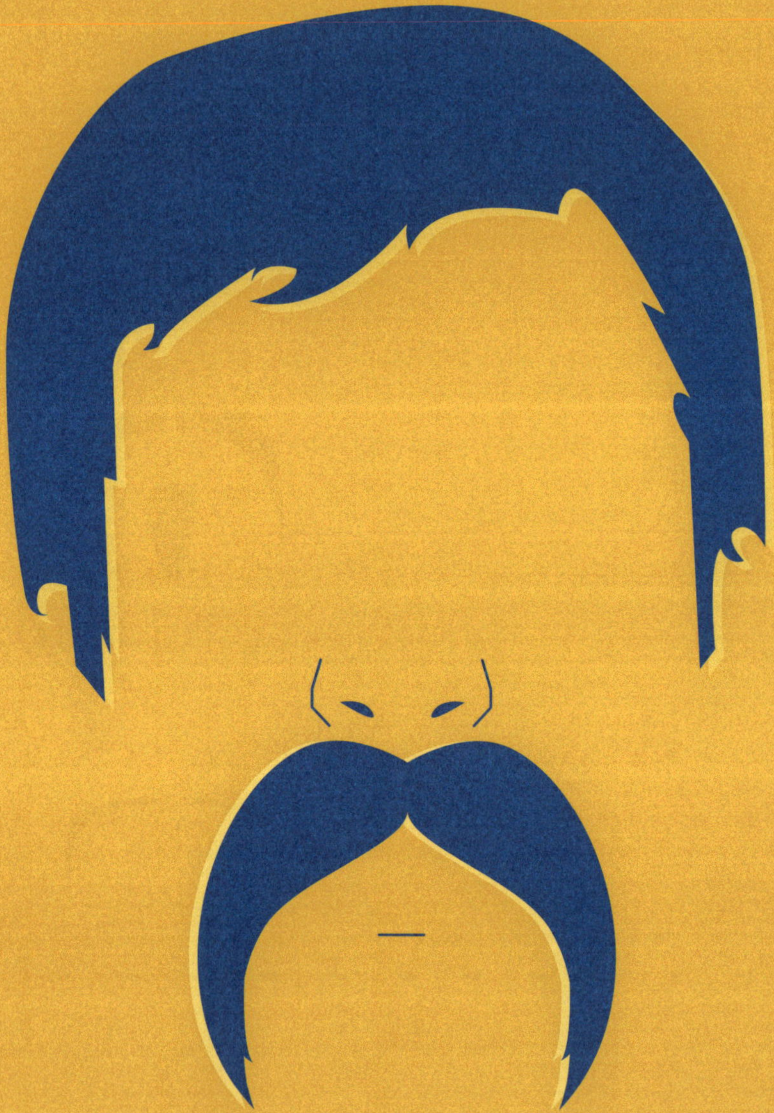

GALLIER

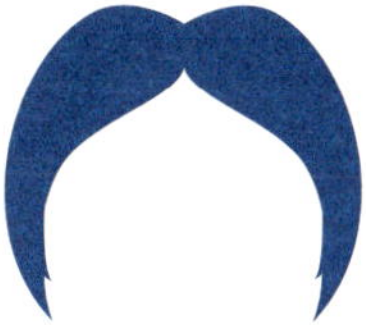

Man könnte ihn als einen traditionellen Schnauzer beschreiben, der vom Größenwahn befallen ist. Wer ihn trägt, muss viel Zeit für die Pflege haben, denn bevor man den Bart in Form von Möwenflügeln trägt, braucht es einige Monate.

BERÜHMTE PERSÖNLICHKEITEN

Asterix

SO GEHT'S

GALLIER

ZEITRAUM: 6 Monate und länger

SCHWIERIGKEITSGRAD: 4/4

MÄNNLICHKEIT: 4½

ATTRAKTIVITÄT: 3

ORIGINALITÄT: 4

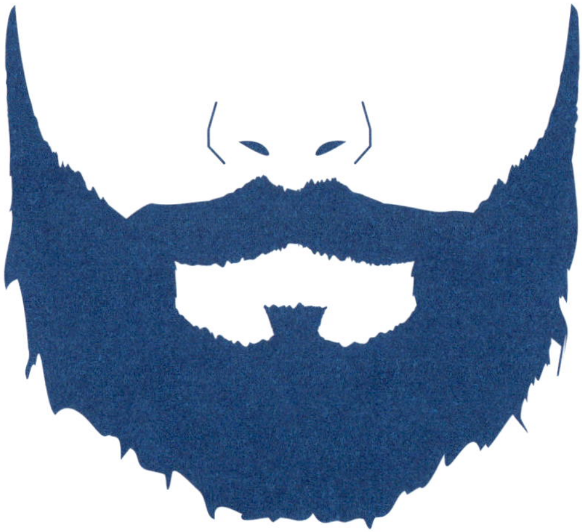

①

▶ Lasst die Zeit das ihre tun, denn die Möwenflügel lassen sich nicht so einfach aus dem Stand improvisieren. Geht deshalb entweder von einem Bart alla Feuerschlucker aus oder widersteht über Monate hinweg der Versuchung, den Schnauzer zu stutzen.

▸ Sobald ihr die ideale Länge erreicht habt, rasiert Hals, Koteletten, Wangen und Kinn.

2

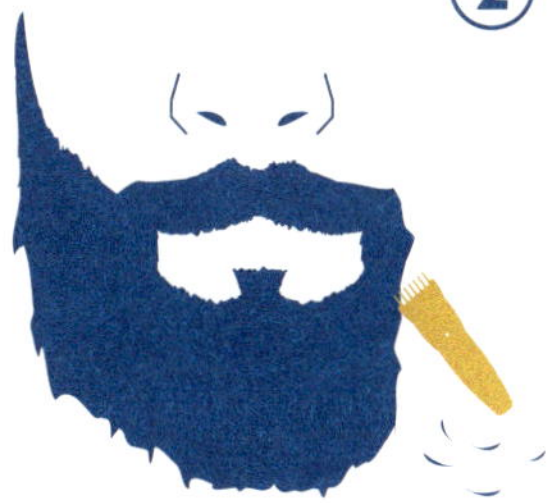

▸ Beschneidet ihn in der Mitte, dort, wo sich beide Barthälften treffen, nur um gerade mal so viel, dass die Barthaare gleich lang sind.

3

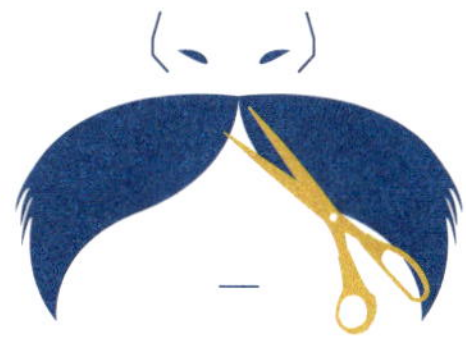

▸ Die Spitzen dürfen keinesfalls herunterhängen, sie sollten sich vielmehr ein wenig nach außen öffnen. Ihr könnt sie mit etwas Bartwichse anpassen.

4

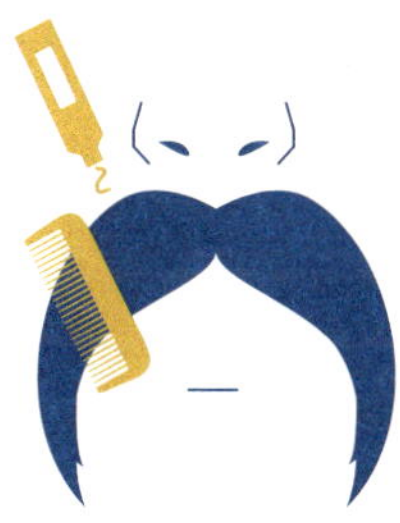

DAS IST DER GEEIGNETE SCHNURRBART, UM SICH BEI VOLKSFESTEN ALS JEMAND BESONDERES AUFZUSPIELEN UND AUF DAS WOHL VON UDERZO UND GOSCINNY ANZUSTOSSEN. WER DIE FÄUSTE WIE EIN GALLIER FLIEGEN LASSEN WILL, GEHT AUFS OKTOBERFEST ...

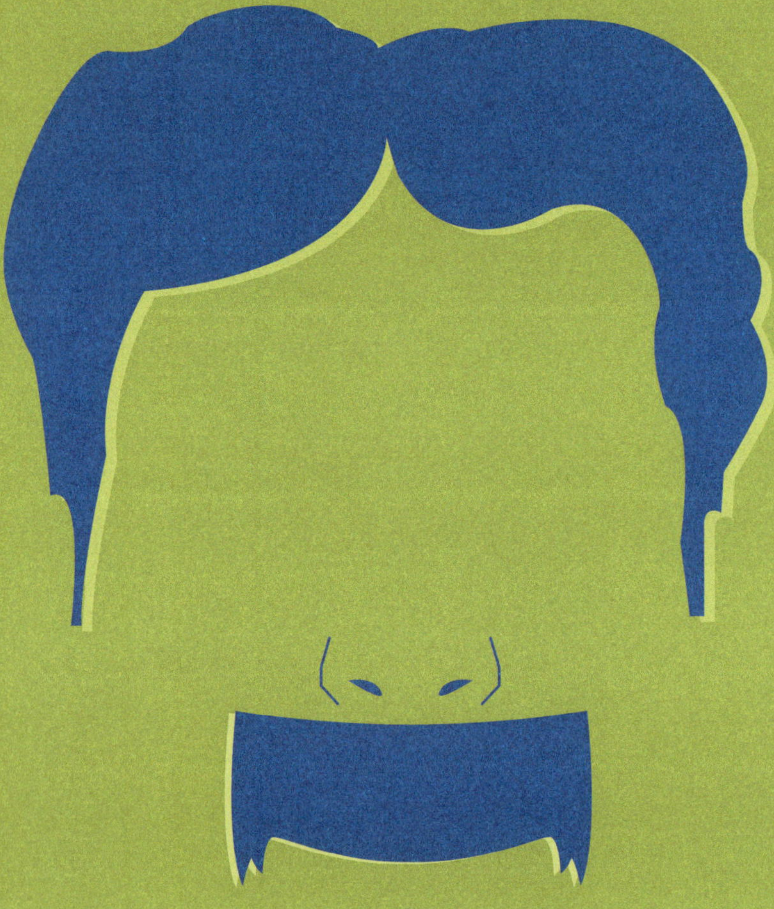

GROUCHO MARX

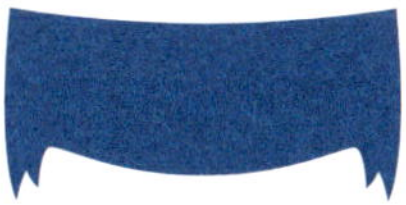

Dieser rechteckige Schnauzer ist eine Hommage an einen der größten und genialsten Komiker aller Zeiten, sein Markenzeichen ist eindrucksvoll und schwierig zu pflegen. Groucho Marx hat sich für einen großen Teil seines Lebens mit Bartwichse beholfen. Die grundsätzliche Tücke lauert aber offensichtlich in den beiden oberen Spitzen des gleichmäßigen Rechtecks, in denen die Haare genauso dicht und lang wie an den unteren Enden sein müssen: Ein »Toupet« ist eine gute Idee, aber die Pflege des Barts muss akkurat und täglich erfolgen.

BERÜHMTE PERSÖNLICHKEITEN

Groucho Marx

SO GEHT'S

GROUCHO MARX

ZEITRAUM: 2 Monate

SCHWIERIGKEITSGRAD: 🪒🪒½ **MÄNNLICHKEIT:** 〰〰〰〰

ATTRAKTIVITÄT: ⚲⚲⚲ **ORIGINALITÄT:** 💡💡💡💡½

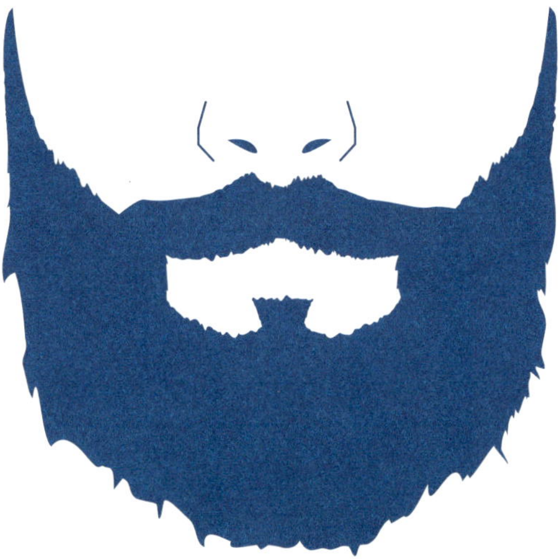

①

▶ Lasst euch einen dieser schönen dichten, vollen und wilden Bärte wachsen. Sagen wir alla Karl Marx, um beim Thema zu bleiben.

▶ Rasiert alles rund um diese rechteckige Zone herum ab, die dann eure Bürste bilden wird.

2

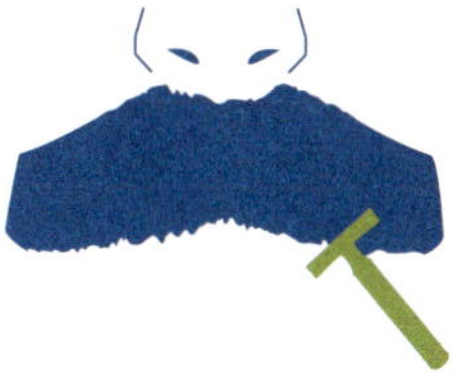

▶ Dabei sollten eure Barthaare so dicht wie möglich werden und das Ergebnis einem schwarzen Riesenpflaster ähneln. Dabei ist es wichtig, die Konturen höchst sorgfältig mit einer Klinge zu definieren.

3

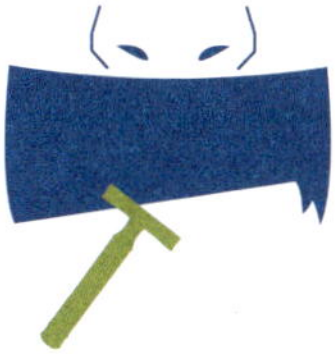

▶ Falls ihr nicht genug Bartwuchs habt, um einheitlich die oberen Spitzen des Rechtecks zu bedecken, lasst die unteren wachsen und gestaltet mithilfe von Bartwichse eine Art Toupet. Wichtig ist, dass keine nackte Haut zu sehen ist.

4

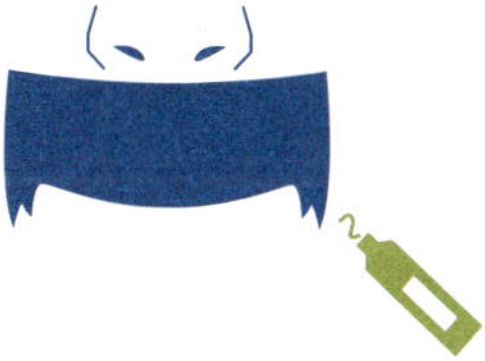

KAUFT EINE GUTE ZIGARRE UND SETZT EINE DUNKLE BRILLE AUF: IHR HÄTTET DIE ACHTUNG DER FANS VON »DIE MARX BROTHERS: EIN TAG BEIM RENNEN« WIE AUCH BEI LESERN VON »DYLAN DOG« VERDIENT.

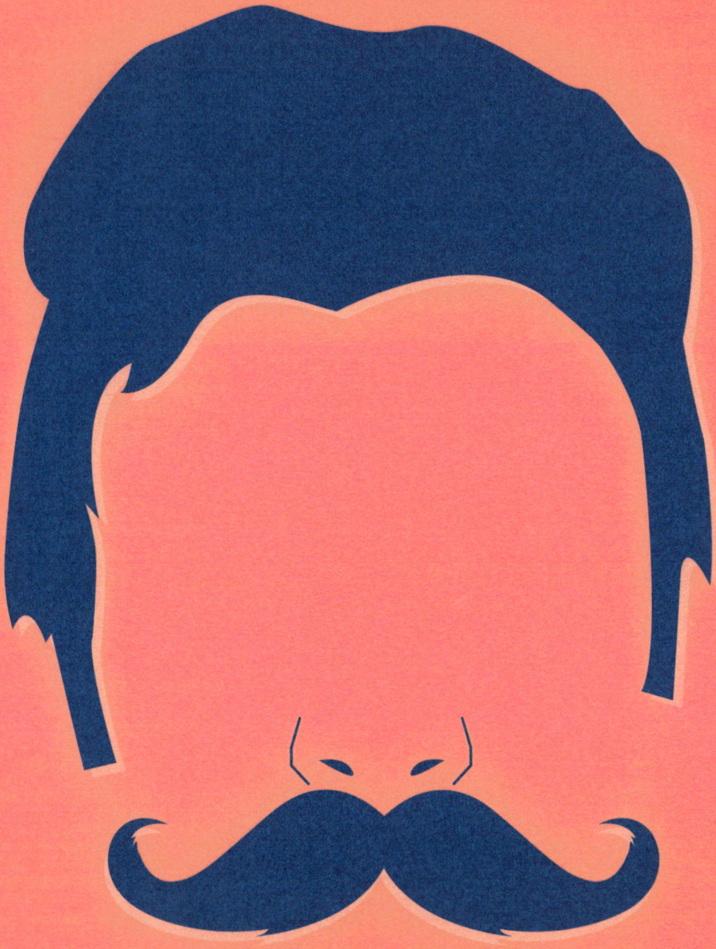

HANDLEBAR

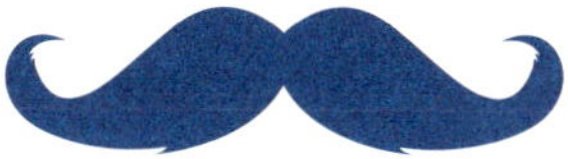

Dicht und mit den Enden nach oben gezwirbelt, gehört er zu den ersten Bärten, die für kurze Zeit vergessen waren, doch in unseren Tagen wiederentdeckt wurden. Um die Uhr hundert Jahre zurückzudrehen, braucht es lediglich einen kleinen Kamm und ein wenig Bartwichse. Um sie in unsere heutige Zeit zu katapultieren? Dafür genügen hingegen ein Singlespeed-Bike, ein iPhone und irgendeine noch unbekannte Band im iPod.

BERÜHMTE PERSÖNLICHKEITEN

Eugene Hütz, Daniel Day-Lewis, Chef Rubio, Arthur Conan Doyle, Jean Pütz

SO GEHT'S

HANDLEBAR

ZEITRAUM: 2 Monate und länger

SCHWIERIGKEITSGRAD: ▬ ▬ ▬ ▬

MÄNNLICHKEIT: 〰 〰 〰 〰

ATTRAKTIVITÄT: ⚲ ⚲ ⚲ ⚲

ORIGINALITÄT: 💡

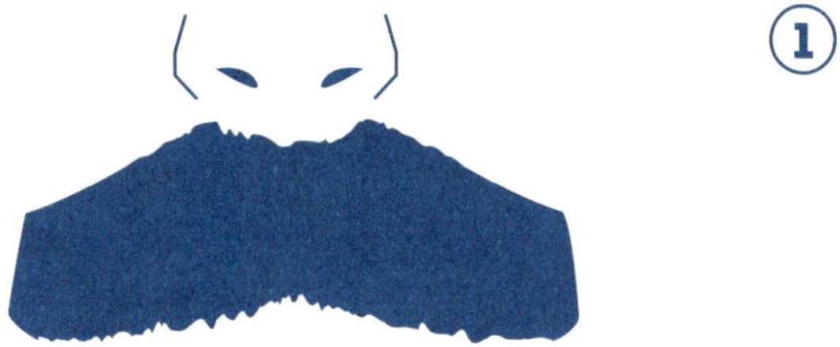

▶ Wappnet euch mit Zeit und Geduld. Es werden diverse Wochen vergehen, bevor euer Schnurrbart die richtige Länge erreicht haben wird: In dieser Phase ist es grundlegend, der Versuchung zu widerstehen, ihn in Ordnung zu bringen, andernfalls würde sich der Vorgang noch länger hinziehen. Wenn ihr diesen Schnauzer alla Fahrradlenker wollt, müsst ihr ihn zunächst wild wachsen lassen.

▶ Sobald er lang genug ist, beginnt, ihn nach außen zu kämmen. Feuchtet ihn vor dem Kämmen an: Am Anfang wird er sich für kurze Zeit wellen, aber das wird allmählich besser, sobald er länger wird.

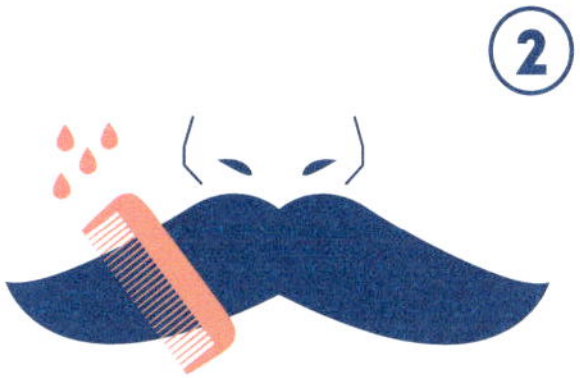

▶ Die Bartwichse ist ein fundamental wichtiges Hilfsmittel. Sie muss die richtige Dichte haben. Falls der Tag besonders warm ist: Erhöht die Menge.

▶ Nun bleibt euch nur, ihn hinzubiegen: Das könnt ihr mit oder ohne Hilfe von Gel, indem ihr ihn zwirbelt oder auch offen lasst. Wichtig ist, dass er die klassische Hakenform annimmt.

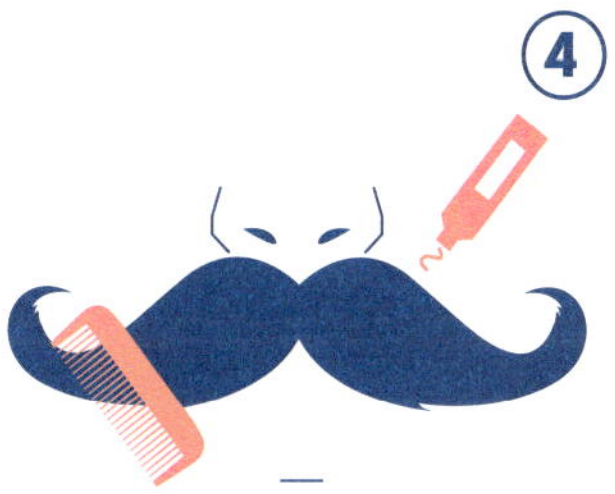

DIE HIPSTER-MODE HAT DEN HANDLEBAR ZUR GÄNZE ENTIDEOLOGISIERT. VOR WENIGEN JAHREN NUR HÄTTET IHR RISKIERT, DASS AUF EUCH ALS SYMPATHISCH-WUNDERLICHE TYPEN MIT DEM FINGER GEZEIGT WORDEN WÄRE. HINGEGEN BESTEHT JETZT DAS RISIKO, DASS EUCH NIEMAND MEHR BEMERKT.

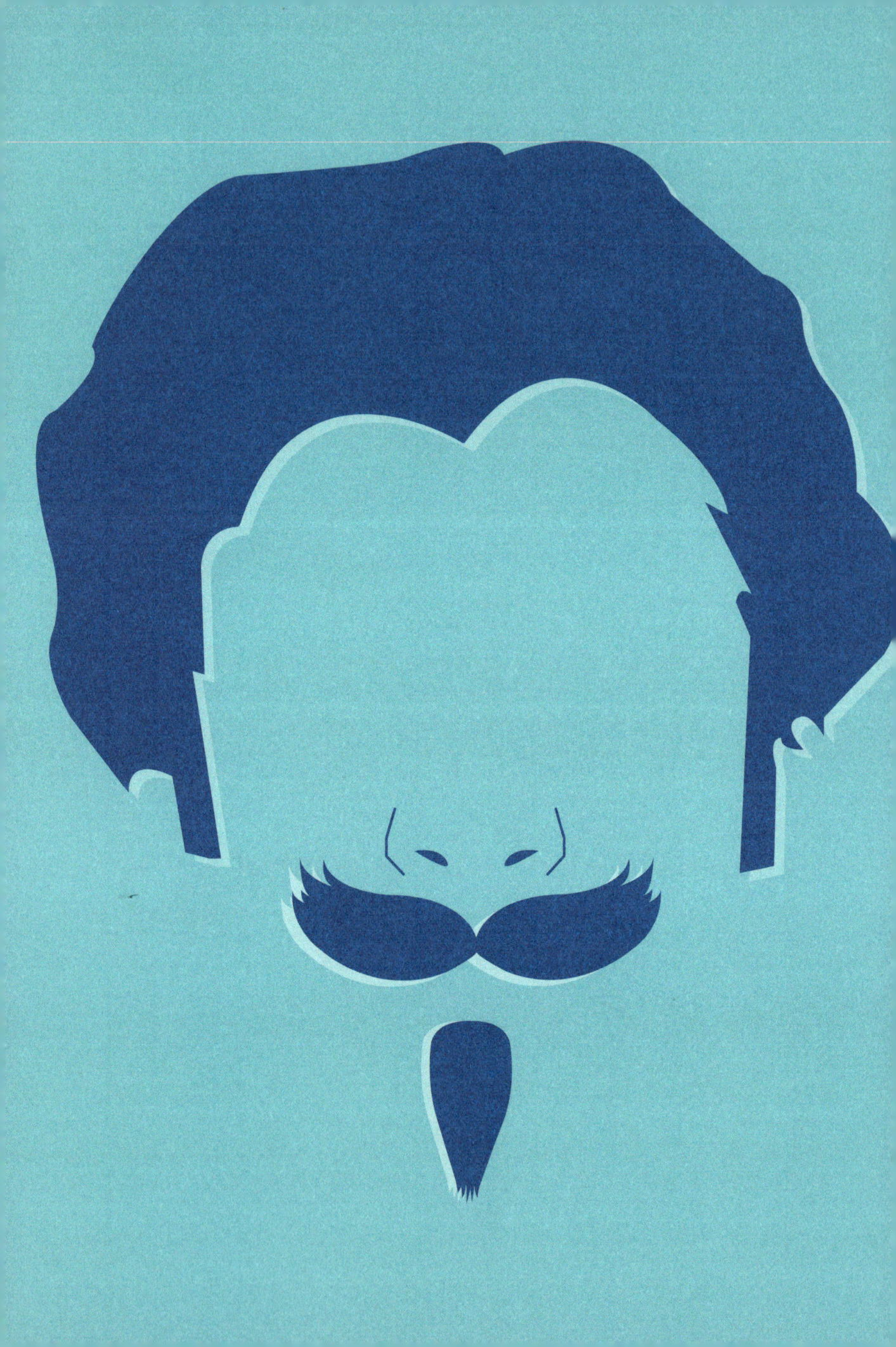

HANDLEBAR & CHIN PUFF

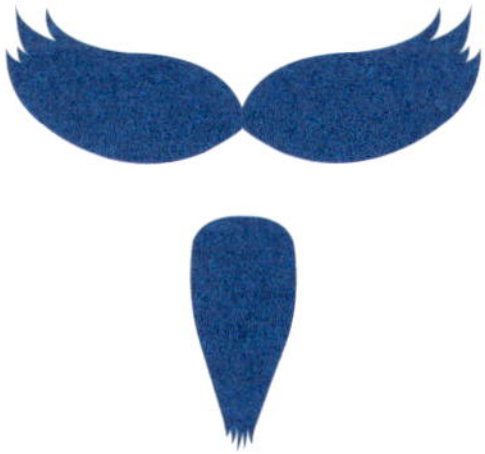

Beeindruckend, üppig, ausufernd, an den Enden gewissenhaft gekämmt, der Schnauzer, der von einem ebenso bedeutenden Unterlippenbart gehalten wird, der in der Lage ist, das Gegengewicht zu bilden. Empfehlenswert für den, der ein breites Gesicht hat – sei es rund oder quadratisch – und es beleben möchte.

BERÜHMTE PERSÖNLICHKEITEN

Manchmal muss man sich entscheiden: entweder der Schnurrbart oder der Ruhm.

SO GEHT'S

HANDLEBAR & CHIN PUFF

ZEITRAUM: 3 Monate und länger

SCHWIERIGKEITSGRAD: 4 von 4

MÄNNLICHKEIT: 4 von 4

ATTRAKTIVITÄT: 3 ½

ORIGINALITÄT: 4 von 4

①

▶ Ihr habt euch den Kinnbart monatelang wachsen lassen, jetzt möchtet ihr gerne euren Look verändern, aber ohne gänzlich auf die Frucht eurer Anstrengungen verzichten zu müssen. Hier ist ein Stil, der passt: Begrabt Rasierer und Schere im Garten und lasst die Barthaare einige Wochen über das ganze Gesicht verteilt wachsen.

▶ Wenn ihr beginnt, Jeff Bridges in »The Big Lebowski« zu ähneln, greift zu eurem Rasierer. ABER: Denkt daran, dass Unterlippenbart und Schnurrbart stehen bleiben müssen.

②

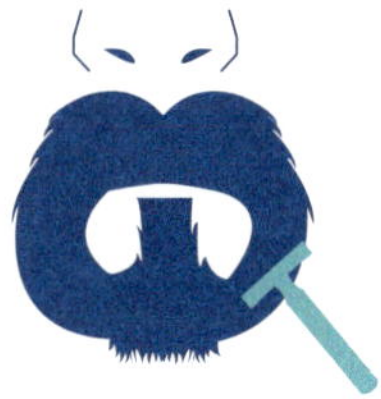

▶ Verwöhnt den Unterlippenbart mit ein wenig Bartwichse, lasst ihn in der Art eines Kinnbarts nach unten laufen, bis er das Kinn gerade berührt.

③

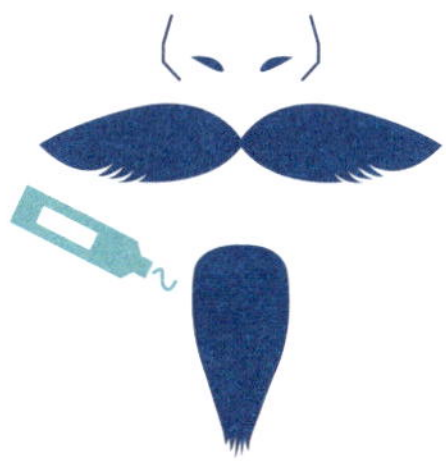

▶ Behandelt die Bartenden mit Gel und formt diese nach Wunsch: Der Effekt des Unordentlichen ist für diesen Stil wohl am meisten angezeigt. Wiederholt dieselbe Prozedur mit der Spitze des Unterlippenbarts und behaltet dabei die Symmetrie im Blick.

④

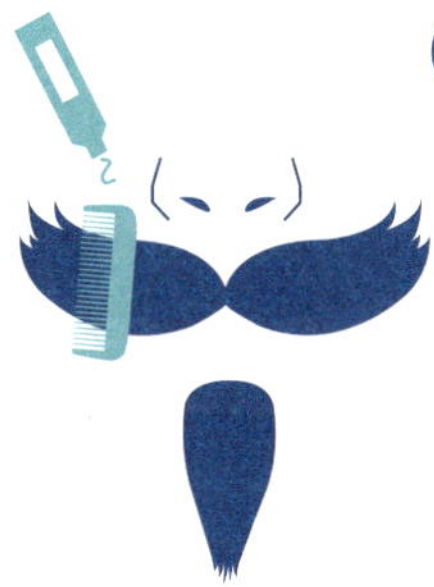

IHR MÜSST ZUGEBEN: IHR HABT EINEN BART GEFUNDEN, DER EUCH HALTUNG VERLEIHT, EIN BISSCHEN WIE DER TEPPICH VON JEFF BRIDGES, ALS DUDE SIE DEM AMBIENTE VERLIEH. UNNÖTIG ZU SAGEN, DASS ER EUCH STEHT ... HAARGENAU!

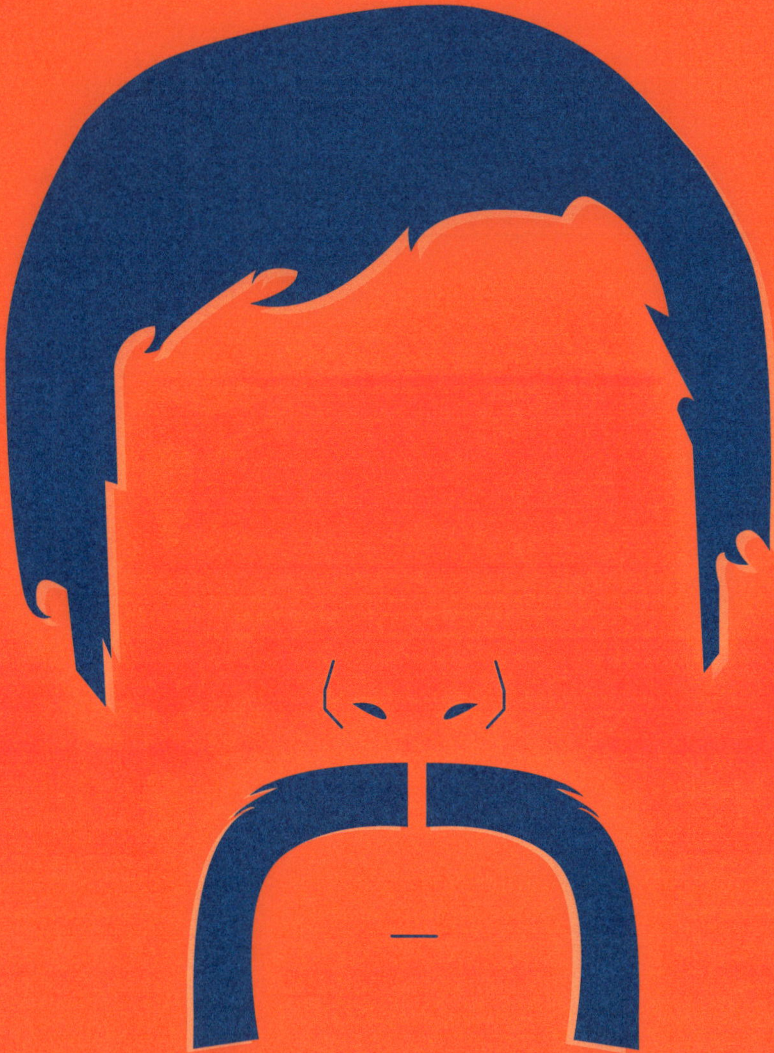

HUFEISEN-BART

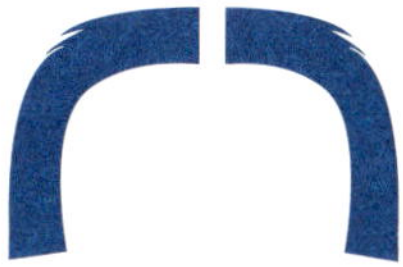

Die Pflege ist anspruchsvoll: Um diesen Schnurrbart aufzuwerten, ist es notwendig, regelmäßig Kinn und Wangen so zu rasieren, dass deren Konturen betont werden, andernfalls könnte er einen schlampigen Eindruck hinterlassen. Gut gepflegt, repräsentiert er eine Synthese zwischen dem Fernen Osten eines Fu Manchu und dem Wilden Westen der Cowboybärte.

BERÜHMTE PERSÖNLICHKEITEN

Captain Beefheart, George Harrison

SO GEHT'S

HUFEISENBART

ZEITRAUM: 2 Monate

SCHWIERIGKEITSGRAD: 3½ · **MÄNNLICHKEIT:** 3
ATTRAKTIVITÄT: 3½ · **ORIGINALITÄT:** 3

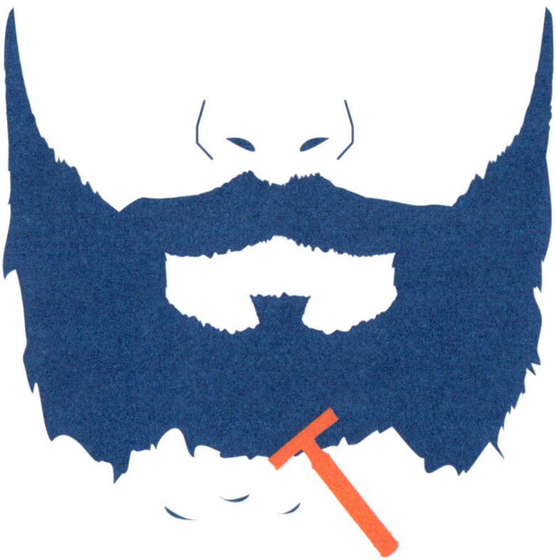

1

▶ Beginnt mit der Rasur von Wangen, Hals und Unterkiefer.

▶ Definiert die Form des Schnauzers, dessen Kanten mithilfe von Schere und Klinge so gut wie möglich abgerundet werden sollten: Er muss am Ende einen Halbkreis bilden.

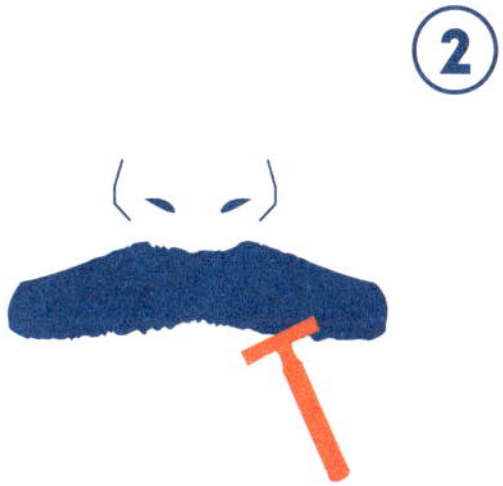

▶ Entfernt die Haare, die Unterlippen- und Kinnbart formen würden, und lasst dagegen zwei nicht zu feine, aber auch nicht zu breite Streifen stehen, die von den Mundwinkeln ausgehen und senkrecht nach unten verlaufen.

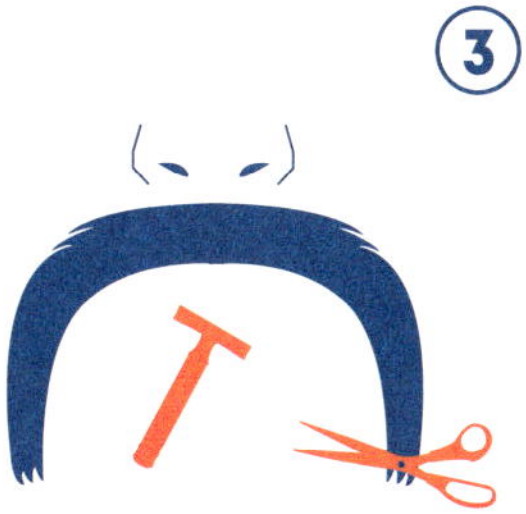

▶ Wichtig ist, dass die zwei Streifen rechteckig und in ihren Konturen genau begrenzt sind, gerade um den Kontrast zu dem abgerundeten Bart zu betonen. Die Pflege sollte täglich erfolgen.

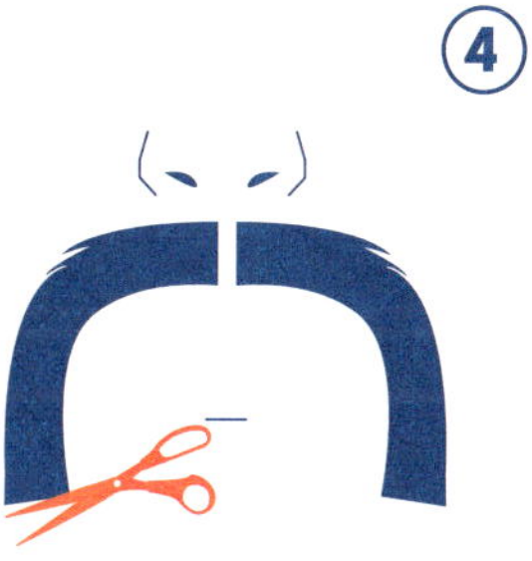

ÜBER DAS VERSCHLANKEN VON ALLZU QUADRATISCHEN GESICHTERN HINAUS BIRGT DIESER STIL ANDERE INTERESSANTE ÜBERRASCHUNGEN: SO WIRD TATSÄCHLICH ERZÄHLT, DASS ER GLÜCK BRINGE, GENAUSO WIE DAS HUFEISEN, VON DEM ER INSPIRIERT WURDE.

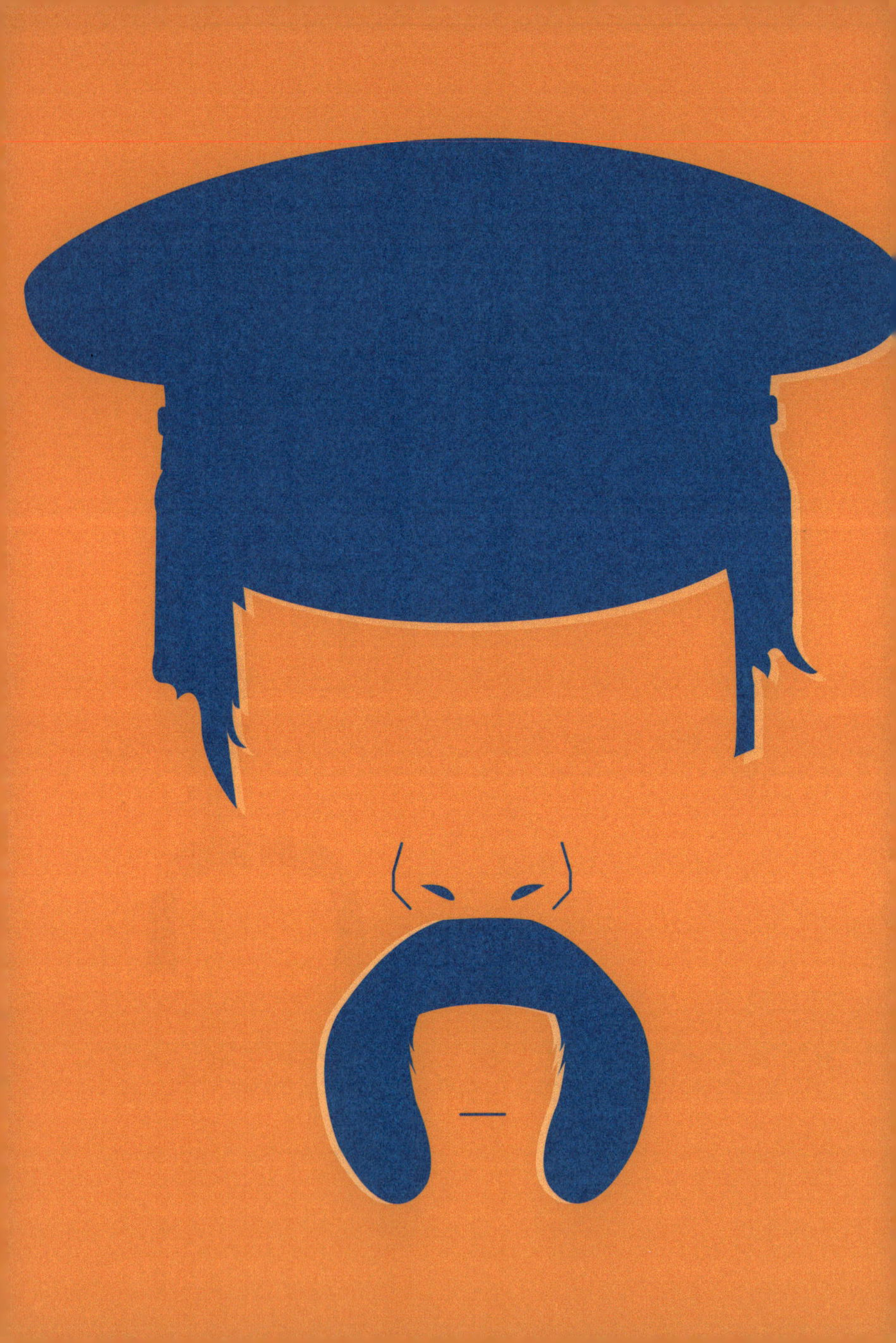

HUFEISEN-BART SPEZIAL

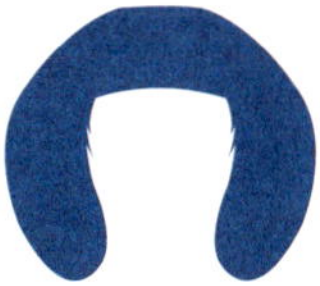

Die langen Barthaare des Schnauzers fallen senkrecht, überdecken die Mundwinkel und reichen beiderseits bis zum Kinn, wo sie sich mit dem Kinnbart vereinigen. Eine Art und Weise, sein Comingout zu betreiben, ohne sich in allzu viele Erklärungen zu verstricken, auch wenn es Zeit und Pflege braucht, um ihn wie jene zu perfektionieren, die im Video des YMCA von Village People zur Schau gestellt werden.

BERÜHMTE PERSÖNLICHKEITEN

Der Polizist von Village People

SO GEHT'S

HUFEISENBART SPEZIAL

ZEITRAUM: 6 Wochen und länger

SCHWIERIGKEITSGRAD:

MÄNNLICHKEIT:

ATTRAKTIVITÄT:

ORIGINALITÄT: ½

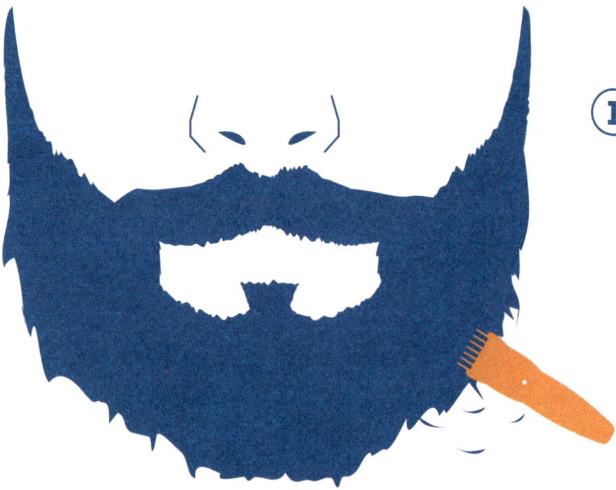

1

▶ Beginnt mit dem Ausdünnen des Barts mit einem Elektrorasierer, doch denkt daran, dass der Bart nicht komplett entfernt werden soll: Der Rasierer sollte auf die niedrigste Stufe eingestellt bleiben, Wangen und Kinn überarbeitet werden und die Barthaare etwa in Länge eines Wochenbarts stehen bleiben.

▶ Bei der Konturierung des Schnauzers ist Vorsicht geboten. Er soll dicht sein und nach unten fallen sowie die Mundwinkel überdecken.

(2)

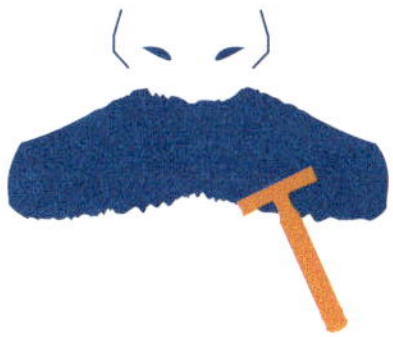

▶ Nachdem die Hufeisenform festgelegt ist, muss man mit der Klinge präzise vorgehen und die Kanten überarbeiten, dabei ist eine allzu krasse Ausdünnung der Barthaare zu vermeiden.

(3)

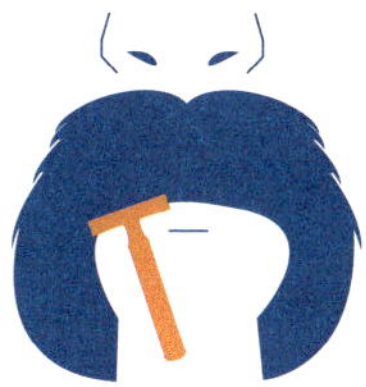

▶ Für das übrige Gesicht benutzt den Elektrorasierer und achtet darauf, dass der Übergang zwischen beiden Bartteilen geschaffen wird.

(4)

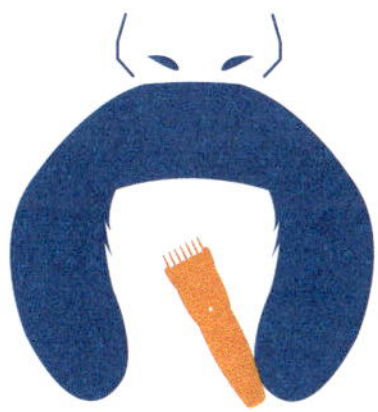

WENN AUF EUREM ANTLITZ DAS »HUFEISEN SPEZIAL« ERSCHEINT, WISST IHR, WIE IHR EUCH IM FASCHING VERKLEIDEN WERDET.

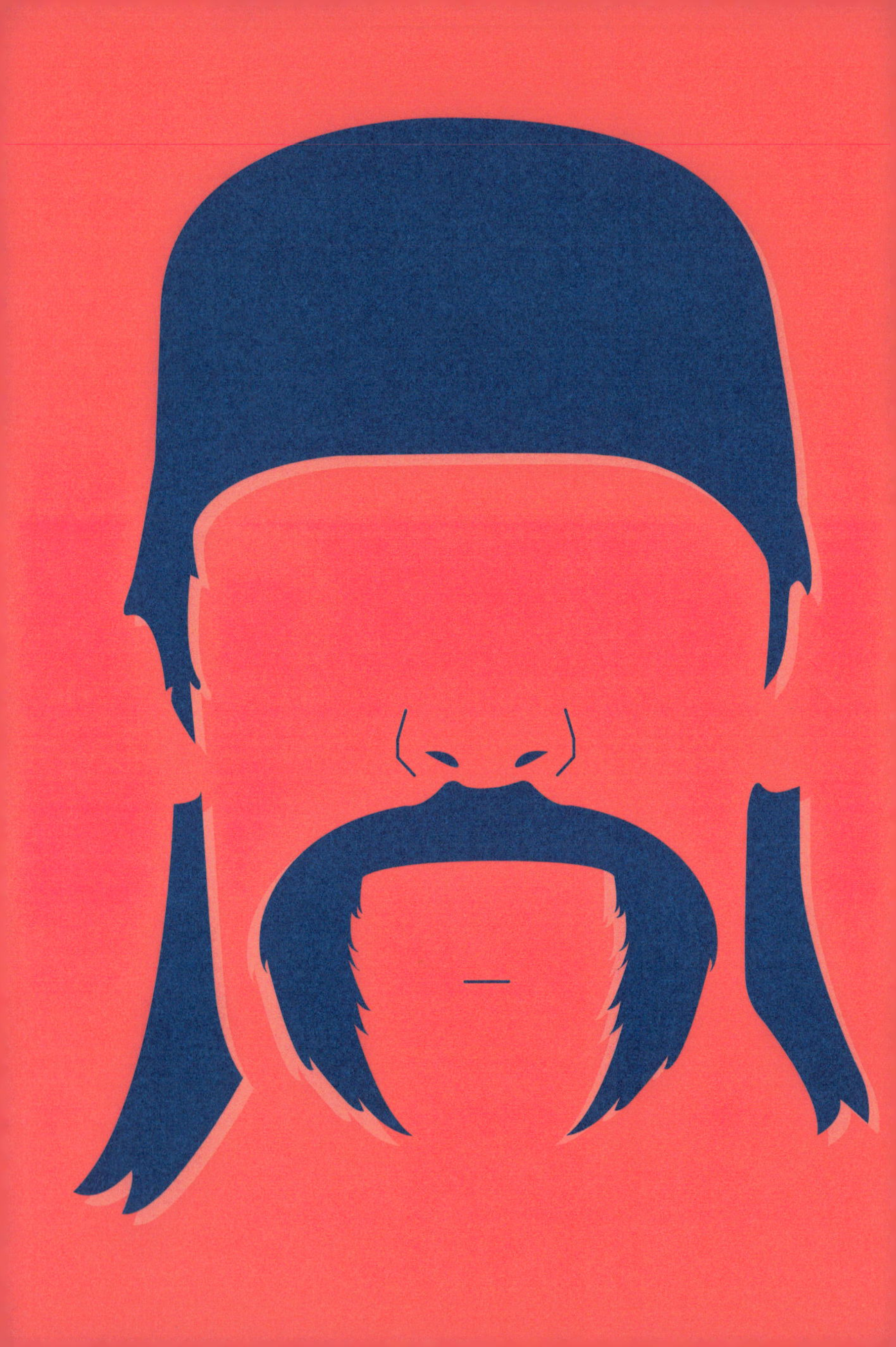

HULK-HOGAN-BART

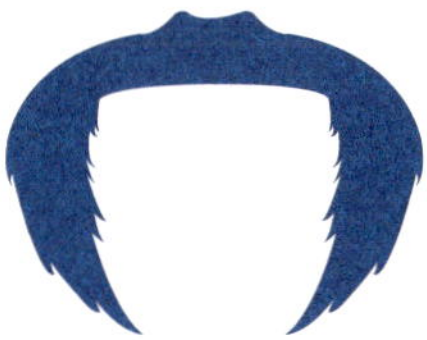

Charakteristisch für diese Variante des hufeisenförmigen Schnauzers sind die dichten, rechteckigen Koteletten. Dieser Bart gehört den wahrhaft Starken, ist sehr beliebt und generell etwas für Menschen, die sich ihrer Sache absolut sicher sind. Den größten Effekt erzielt dieser Bart, wenn er mit Wasserstoffperoxid gefärbt und von jenen hundertdreißig Kilogramm Muskelmasse begleitet wird, mit denen Mr. Terrence Gene Bollea alias Hulk Hogan von seinen Goldenen Zeiten prahlt.

BERÜHMTE PERSÖNLICHKEITEN

Terrence »Terry« Gene Bollea alias Hulk Hogan

SO GEHT'S

HULK-HOGAN-BART

ZEITRAUM: 2 Monate und länger

SCHWIERIGKEITSGRAD: ▬ ▬ ▬

MÄNNLICHKEIT: 〰〰〰〰〰

ATTRAKTIVITÄT: ⚲ ⚲

ORIGINALITÄT: 💡💡💡💡

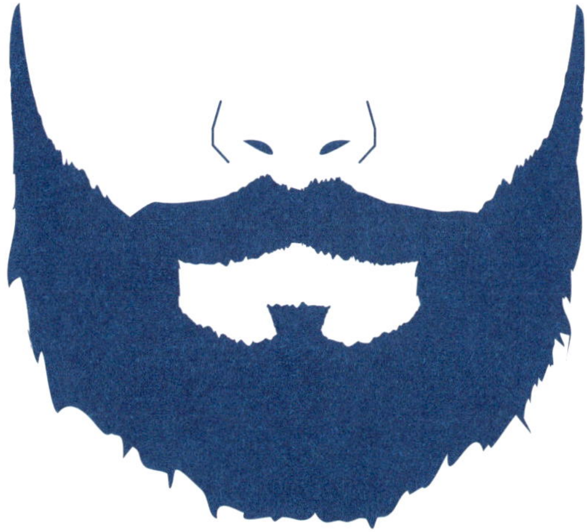

1

▶ Über einen Bart von ein paar Monaten könnt ihr mit dem Rasierer drübergehen, um so die Konturen des Schnauzers zu formen, der euch bis in die lauten Achtzigerjahre zurückkatapultiert. Wichtig zu wissen: Ohne ein farbiges Bandana und blondierte Barthaare kann der Effekt nicht garantiert werden.

▶ Es gilt, einen schönen, vollen Schnurrbart in Form zu bringen, der bis zum Kinn reicht. Rasiert sorgfältig die Partie zwischen Lippen, Kinn und Wangen und lasst nur die für diesen Bart charakteristischen Koteletten stehen.

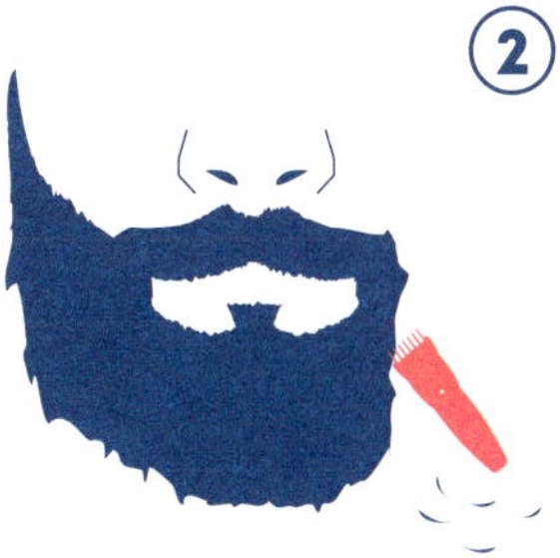

▶ Bearbeitet den Schnurrbart mit Schere und Rasierapparat, bis er eine viereckige Form hat. Die Bartenden müssen auf Höhe des Kinns auslaufen.

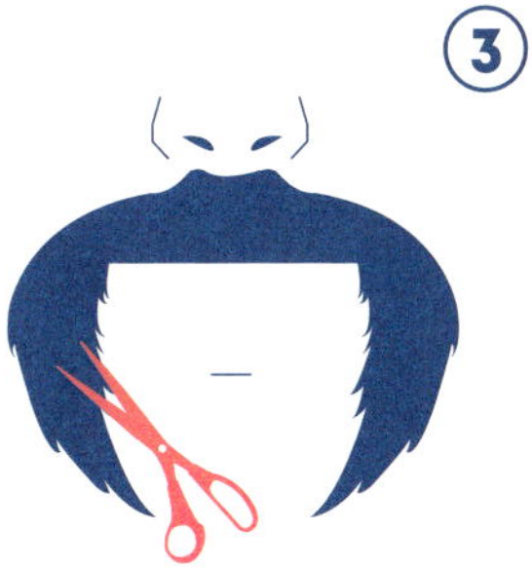

▶ Eine Behandlung mit Wasserstoffperoxid ist beinahe verpflichtend oder wird zumindest wärmstens empfohlen.

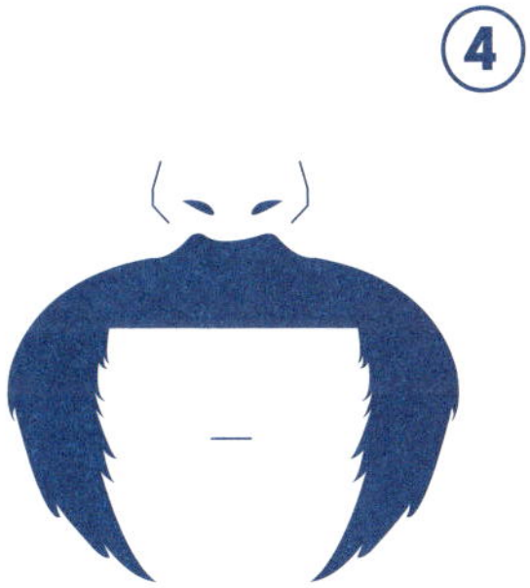

AB JETZT MÜSST IHR IMMER IN ÄRMELLOSEN T-SHIRTS HERUMLAUFEN, DIE AUCH IM WINTER MIT BLOSSEN HÄNDEN AUSGEZOGEN WERDEN KÖNNEN.

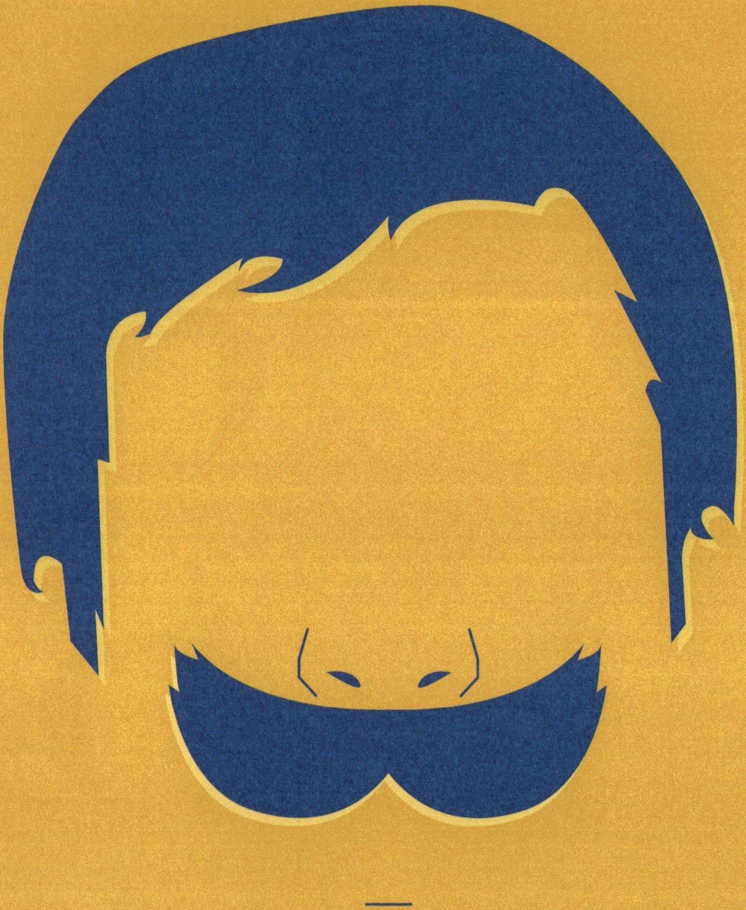

ITALIENER

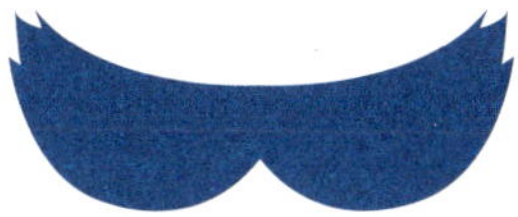

Habt ihr beschlossen zum Italiener zu werden? Dieser Schnauzer hat die italienischen Einwanderer im Laufe des 20. Jahrhunderts charakterisiert, jene, die sich den Ruf der »Italians do it better« verdient haben.

BERÜHMTE PERSÖNLICHKEITEN

Luigi, der Bruder von Supermario

SO GEHT'S

ITALIENER

ZEITRAUM: 6 Wochen

SCHWIERIGKEITSGRAD: ½

MÄNNLICHKEIT: ½

ATTRAKTIVITÄT: ½

ORIGINALITÄT:

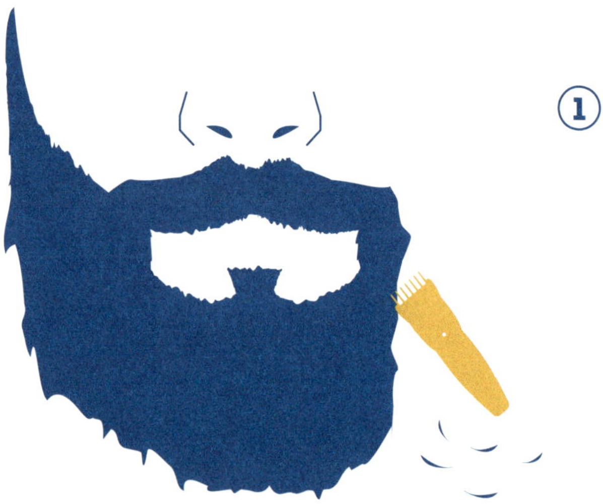

▶ Rasierapparat, Klinge, Rodemaschine: Wählt das geeignete Instrument, aber der alttestamentarische Bart des Propheten, den ihr euch in diesen Wochen habt wachsen lassen, gehört nun bald nur noch der Vergangenheit an.

▶ Umgrenzt die Konturen des Schnurrbarts mit der Klinge und frisiert die Enden so, dass sie den Schwung nach oben nehmen, ohne sie dabei jedoch aufzuwickeln.

(2)

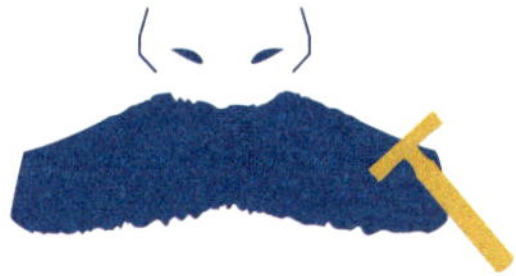

▶ Der Schnauzer muss so weich wie möglich bleiben, geht deshalb mit der Bartwichse sparsam um, benutzt so wenig wie möglich davon, um die Form zu halten.

(3)

▶ Vergesst die Schere: Das Typische dieses Schnauzers besteht darin, äußerst dicht zu sein, wobei die Haare bis zum Mund reichen und diesen überdecken sollten. Um zu vermeiden, was unweigerlich geschehen wird, ist das Einzige, was man tun kann, den Bart höchst sorgfältig und ebenmäßig zu kämmen.

(4)

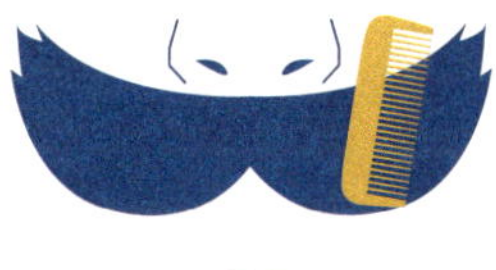

BETONT EUREN ITALIENISCHEN AKZENT UND UNTERSTREICHT DAS GESAGTE GESTENREICH MIT EINEM LAUTEN »MAMMA MIA«, BIS DIE MÄDELS IN DER NÄHEREN UMGEBUNG EUCH SCHELMISCH UND BEHARRLICH ANZULÄCHELN BEGINNEN. DANN LASST EUREN CHARME SPIELEN …

KAISER-WILHELM-BART

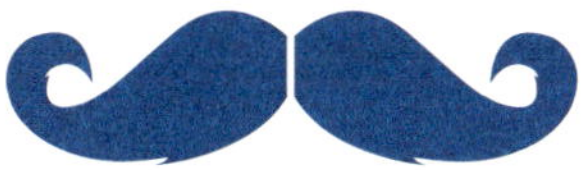

Hipster stehen auf diesen Handlebar wie ein Bengalischer Tiger auf das Kätzchen, das nicht mehr allein vom Baum herunterkommt. Im Bereich zwischen Oberlippe und Nase ist die Bürste wesentlich dichter, auch die Enden sind entschieden stärker ausgeprägt und überdecken – nach oben gezwirbelt – fast vollständig die Wangenbogen.

BERÜHMTE PERSÖNLICHKEITEN

Camillo Benso Conte di Cavour, Wilhelm II.

SO GEHT'S

KAISER-WILHELM-BART

ZEITRAUM: 6 Monate

SCHWIERIGKEITSGRAD:

MÄNNLICHKEIT:

ATTRAKTIVITÄT: ½

ORIGINALITÄT: ½

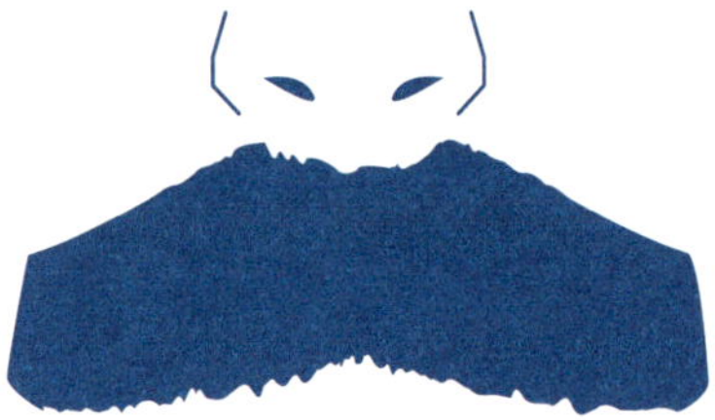

①

▶ Geht die notwendigen Schritte zur Kreation eines Kaiser-Wilhelm-Barts noch einmal genau durch, denn es braucht: Zeit und Geduld, ungepflegte Schnauzer, die nach außen hin zu kämmen sind und die sorgfältige Auswahl der perfekten Bartwichse.

2

▶ Tragt die Bartwichse auf den Schnauzer auf und kämmt ihn nach außen, damit die Barthaare dort liegen, wo sie hingehören. Bestreicht mit besonderer Sorgfalt die Enden, denn diese müssen steif sein, um die gewünschte Form annehmen zu können: Die Barthaare werden nicht aufgewickelt, sondern sollen geradeaus stehen. Es ist nicht der einfachste Weg, aber der richtige. Deshalb beharrlich bleiben!

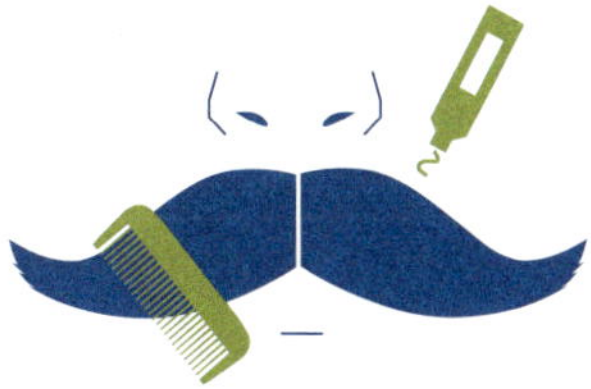

3

3

▶ Der Bartwichse muss man Zeit geben, einzuwirken, bevor man sich des Schnauzers annimmt. Wichtig ist, den oberen Teil auszugleichen und sicherzugehen, dass der Bart unten ein breites und gestrecktes Fundament bildet.

4

4

▶ Presst und biegt die Enden nach oben.

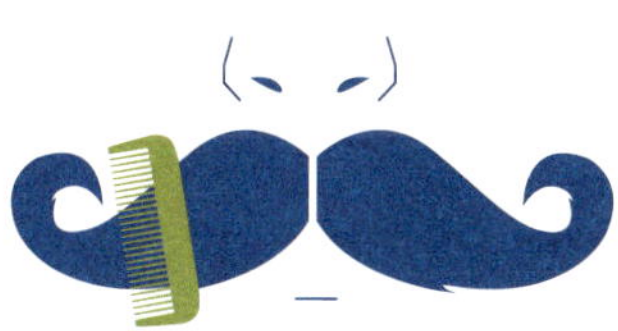

JETZT ÄHNELT IHR WILHELM II. ES BLEIBT EUCH NICHTS ANDERES ÜBRIG, ALS PREUSSEN WIEDERERSTEHEN ZU LASSEN.

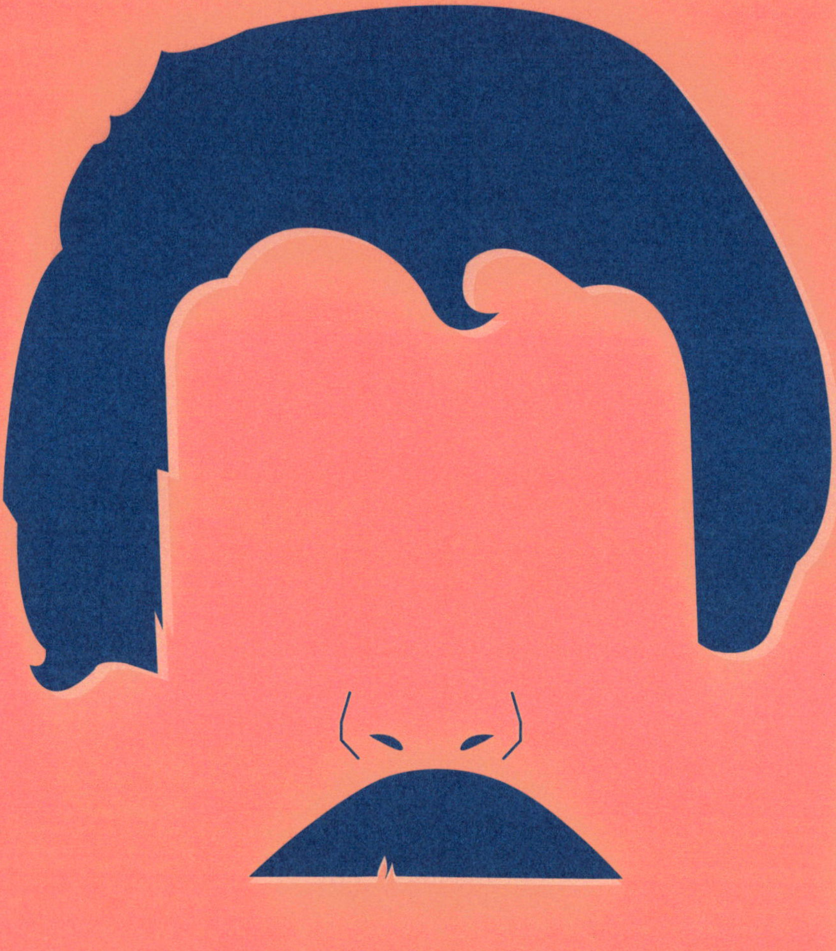

MAGNUM-STYLE

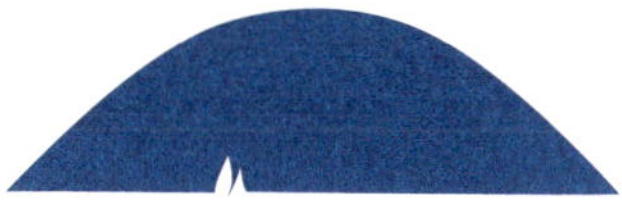

Der unvergessliche Tom Selleck hat als Thomas Magnum diesen trapezförmigen Schnauzer zum Symbol der Männlichkeit gemacht. Freddie Mercury hat ihn hingegen in ein Erkennungsmerkmal der Schwulenszene verwandelt. Wählt selbst aus, welche der beiden Botschaften ihr beim Tragen dieses Schnurrbarts aussenden wollt.

BERÜHMTE PERSÖNLICHKEITEN

Tom Selleck, Freddie Mercury

SO GEHT'S

MAGNUM-STYLE

ZEITRAUM: 4 Wochen und länger

SCHWIERIGKEITSGRAD: ▬ ▬ **MÄNNLICHKEIT:** ～～～～～
ATTRAKTIVITÄT: ⚲⚲⚲⚲⚲ **ORIGINALITÄT:** 💡 ½

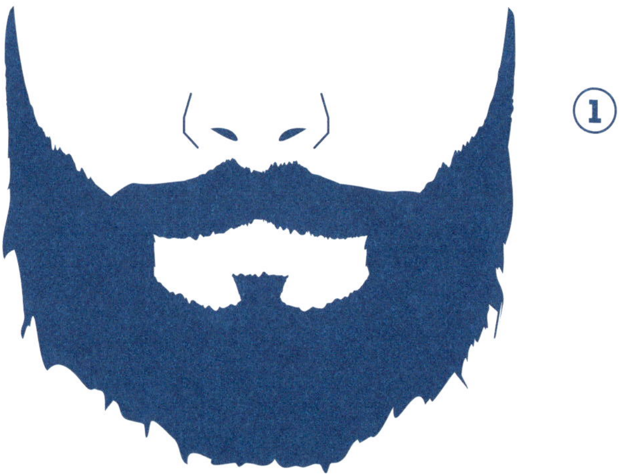

▶ Um zu einem schönen Schnauzer alla Magnum zu kommen, bedarf es insbesondere einer guten Vorbereitung: Legt einige Wochen den Rasierapparat aus der Hand, damit euer Gesicht am Ende von einem dichten Haarteppich bedeckt wird.

▶ Wenn man dann erst einmal den Bart von Wangen und Kinn mit einem Elektrorasierer entfernt hat, kann man damit beginnen, das Profil des Schnauzers zu bestimmen, wobei beide Enden symmetrisch und die Stärke der Bürste konsistent sein sollten.

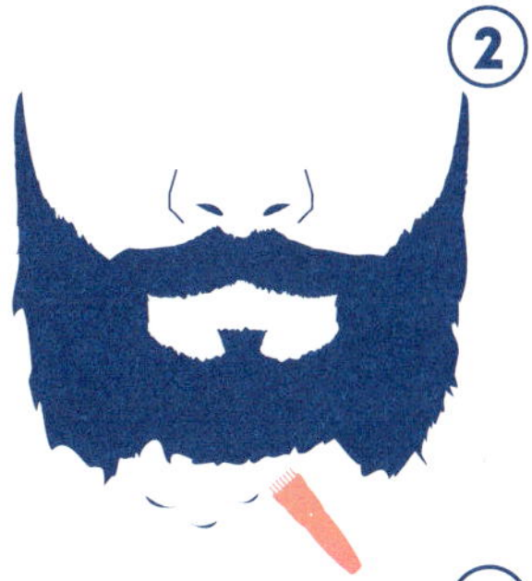

▶ Sodann fahrt damit fort, den Schnauzer mit der Rasierklinge zu verfeinern, wobei ihr erneut darauf achten solltet, auf beiden Seiten symmetrisch zu bleiben, am oberen Bartrand allmählich feiner zu werden und dass sich die äußersten Enden den Mundwinkeln nähern.

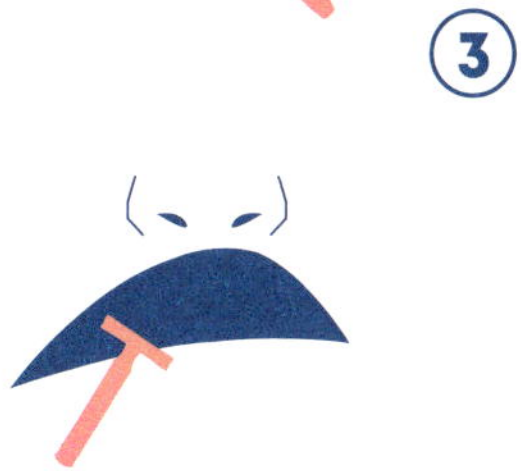

▶ Nachdem man zwei schön geformte Barthälften über der Oberlippe gewonnen hat, kann man sie eventuell mit einem grob eingestellten Elektrorasierer ausdünnen, damit sie einen gleichmäßigeren Look bekommen. Wichtig ist, dass die Partie unterhalb der Nase von einer dichten Matte eleganter und männlicher Barthaare bedeckt ist.

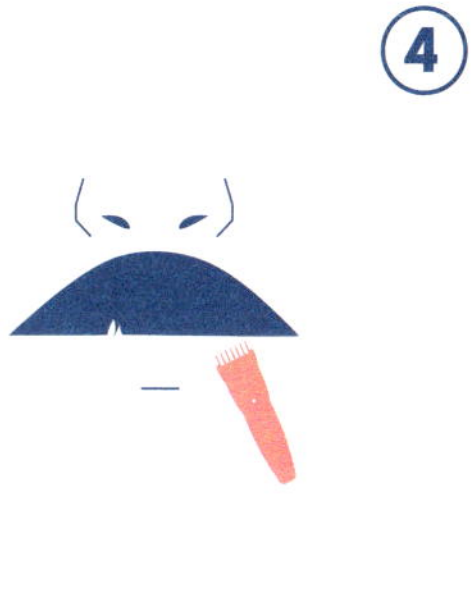

JETZT HABT IHR ALLE TRÜMPFE IN DER HAND, UM AUSZUPROBIEREN, WAS IHR IM GRUNDE SCHON WISST: MIT EINEM SCHÖNEN SCHNAUZER IM FERRARI HERUMZUFAHREN UND DEN UNWAHRSCHEINLICHSTEN FÄLLEN NACHZUSPÜREN IST BESSER ALS ARBEITEN.

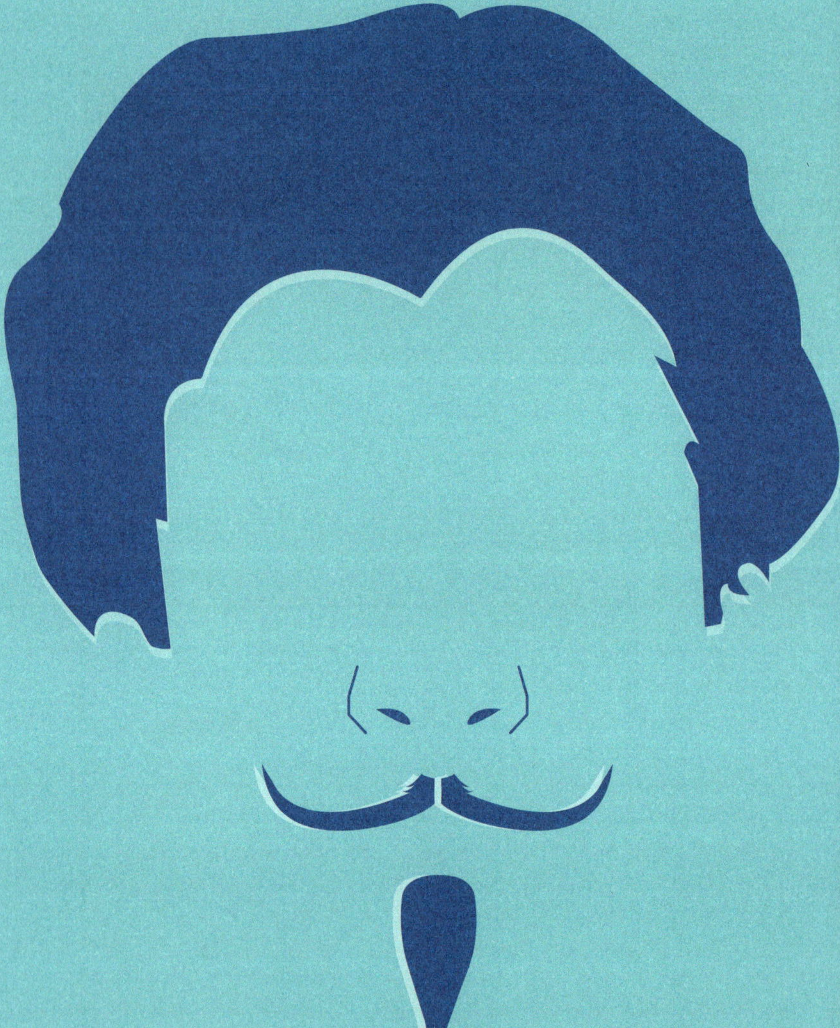

MUSKETIER

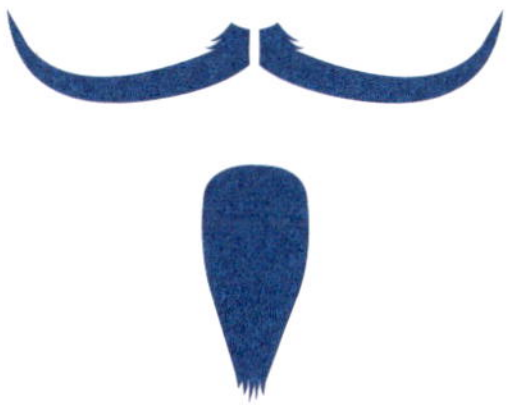

Ein Schnurrbart, fein und lang wie ein Degen, zugleich leicht gebogen wie ein Säbel, immer bereit, dank der reichlich verwendeten Bartwichse, die Luft wie eine Schwertklinge zu durchschneiden. Zwangsläufig gehört dazu ein rhombenförmiger Unterlippenbart direkt über dem Kinn, um ganz sicherzugehen, einer Romanfigur von Alexandre Dumas zu ähneln.

BERÜHMTE PERSÖNLICHKEITEN

Charles D'Artagnan

SO GEHT'S

MUSKETIER

ZEITRAUM: 3 Monate und länger

SCHWIERIGKEITSGRAD: 3 von 3 Klingen
MÄNNLICHKEIT: 3 von 3 Schnurrbärten
ATTRAKTIVITÄT: 4 von 4 Spiegeln
ORIGINALITÄT: 2 ½ von 3 Glühbirnen

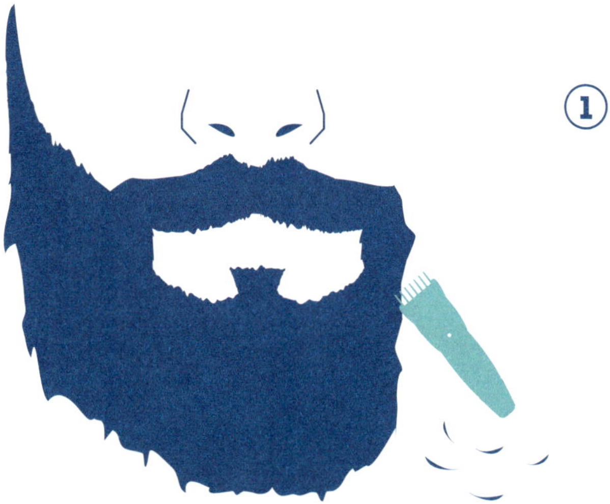

▶ Rasiert die Koteletten, die Barthaare oberhalb des Kiefers und die Wangen bis etwa zwei Zentimeter von den Mundwinkeln entfernt.

▶ Wenn ihr den Bereich des Kinns erreicht habt, formt – stets mithilfe des Rasiermessers – euren Unterlippenbart so, dass er sich mit dem Kinnbart verbinden kann: noch besser, wenn die Verbindung zwischen beiden Bartteilen rhombenförmig ist. Dann alles mit ein wenig Bartwichse einreiben.

2

▶ Nehmt die Schere und dünnt den Schnauzer in der Mitte noch etwas aus, ohne jedoch die Enden zu berühren. Danach glättet ihr die Enden mit dem Kamm nach außen.

3

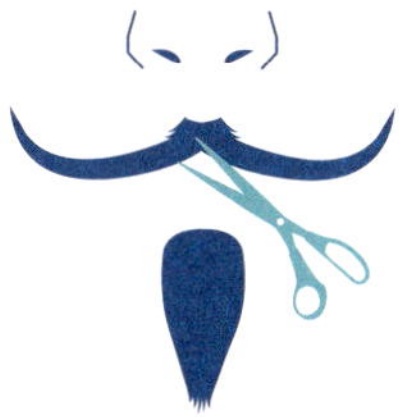

▶ Zwirbelt unter reichlicher Verwendung von Bartwichse die Enden, bis sie fein und schmal werden. Wiederholt diese Prozedur täglich.

4

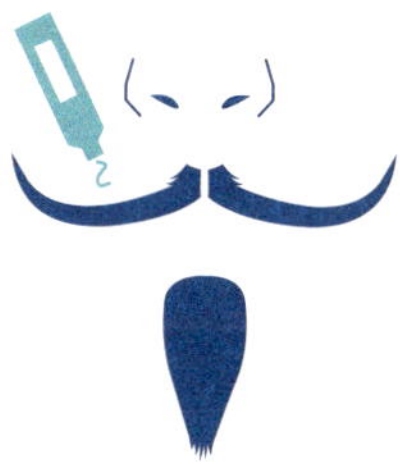

NUN SEID IHR BEREIT, IN DIE FUSSSTAPFEN VON D'ARTAGNAN ZU TRETEN. SEID GEWAHR, DASS DER TECHNISCHE FORTSCHRITT SEINEN LAUF GENOMMEN HAT UND DASS EIN MANN, DER MIT EINEM FLORETTDEGEN AUF JEMANDEN MIT EINER WAFFE TRIFFT, EIN MANN IN ERNSTEN SCHWIERIGKEITEN IST.

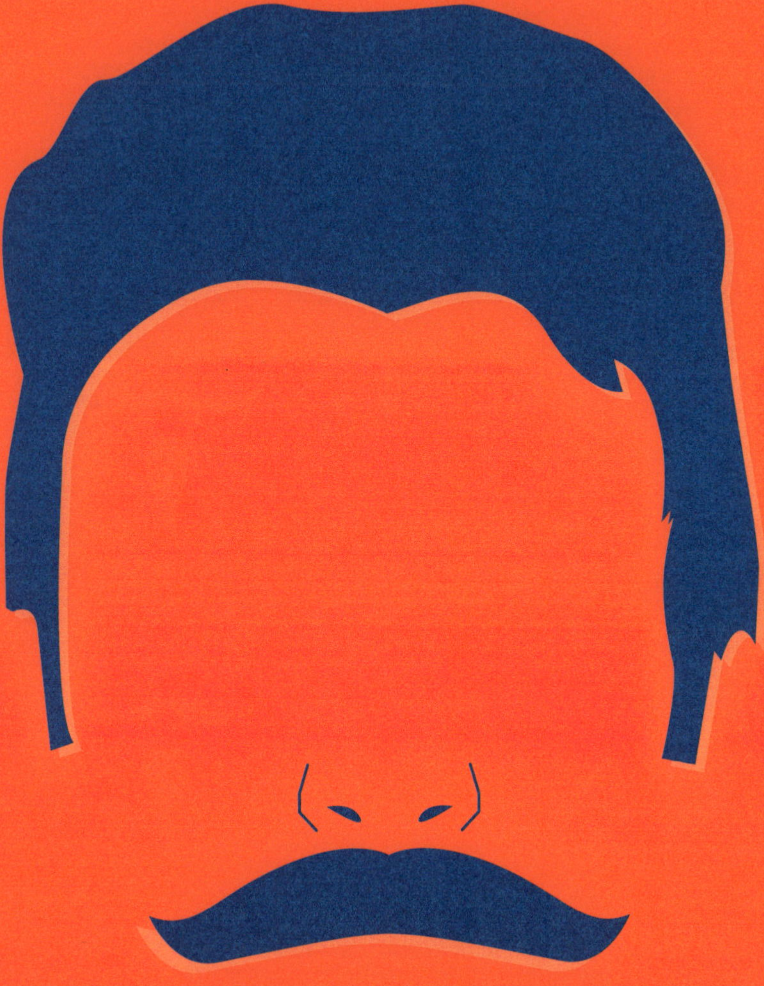

NATURALE

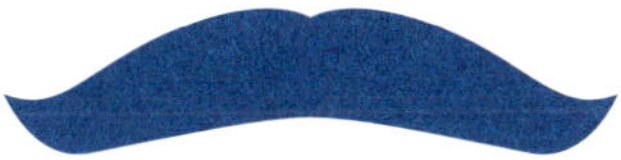

Ein Schnurrbart, völlig ungezähmt und gewachsen, wie die Natur es will. Rasiert die Gesichtshaare, die fünfzehn Millimeter über die Mundwinkel hinausragen, lasst den Rest wachsen und beobachtet, wie er wirkt: Wenn ihr euch traut, Gel, Lack, Bartwichse oder Ähnliches anzuwenden, riskiert ihr, vom Weltverband »Bart und Schurrbart« einen Anpfiff zu kassieren, dessen Agenten inmitten von uns auf die Einhaltung der Regeln achten.

BERÜHMTE PERSÖNLICHKEITEN

James Franco, Ashton Kutcher, Matt Bomer, Ben Affleck, Franz Xaver Kroetz, Götz George

SO GEHT'S

NATURALE

ZEITRAUM: 4 Wochen

SCHWIERIGKEITSGRAD: ½
ATTRAKTIVITÄT:
MÄNNLICHKEIT:
ORIGINALITÄT:

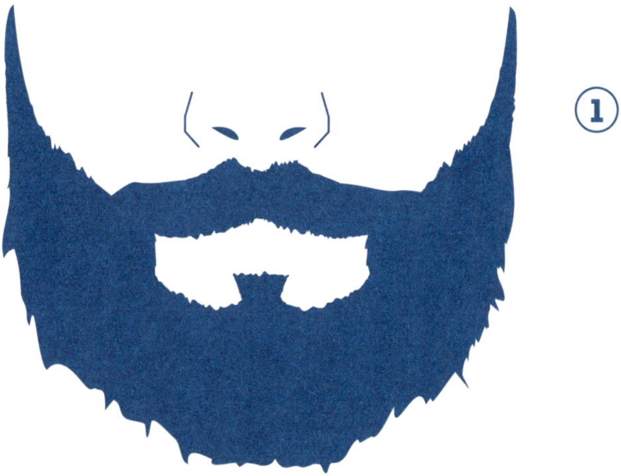

▶ Lasst eure Barthaare sprießen, wie es der Natur gefällt.

▶ Rasiert rücksichtslos alles ab, was fünfzehn Millimeter jenseits der Mundwinkel wächst.

2

▶ Beachtet, dass ihr keine Bartwichse, kein Gel oder irgendein anderes Teufelszeug verwenden dürft. Wir raten euch, am besten alles in den Müll zu werfen, um zu vermeiden, dass die Versuchung zu stark werden könnte, euren Naturale zu tunen.

3

▶ Keine Hilfsmittel zu verwenden heißt aber nicht: keine Pflege. Mit den Fingerkuppen, die eure besten Verbündeten sind, könnt ihr den Schnauzer kräuseln, glätten oder massieren.

4

UND FINDET IHR EUREN SCHNAUZER AUCH OHNE ZUHILFENAHME VON FIXIERMITTELN PRÄCHTIG? GUT SO FÜR EUCH! BEDENKT NUR, DASS ES DEM REST DER WELT OHNEHIN EGAL IST. WENN IHR EUCH JEDOCH WIRKLICH BRÜSTEN WOLLT, GIBT ES BEI DEN WELTMEISTERSCHAFTEN EINE EIGENS DAFÜR VORGESEHENE KATEGORIE.

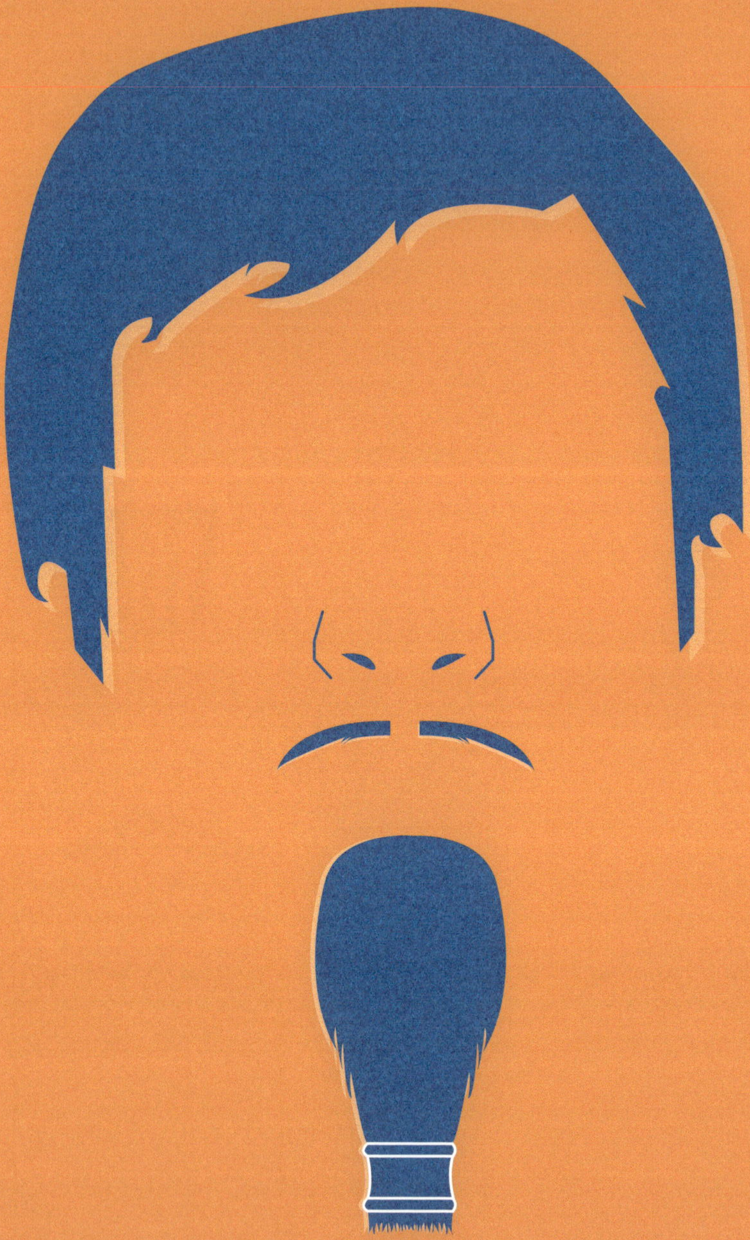

PHARAO

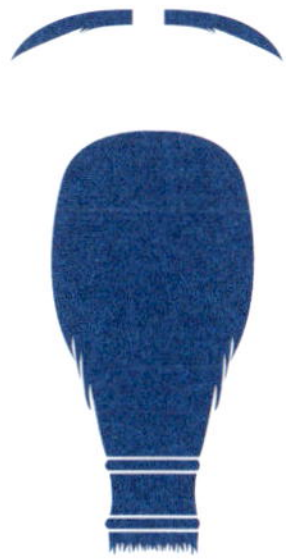

Die Form wird von einem feinen, gerade mal angedeuteten Schnurrbart sowie einem überdimensionierten Unterlippenbart geprägt, der den möglichen Kinnbart überdeckt und ersetzt: Sicherlich ist der Pharao einer der anspruchsvollsten, und was das Wachsenlassen anbelangt, einer der aufwendigsten Bärte.

BERÜHMTE PERSÖNLICHKEITEN

Solltet ihr zufällig ein ägyptisches Museum besuchen, so werdet ihr einen Haufen mumifizierter Typen mit diesem Style finden.

SO GEHT'S

PHARAO

ZEITRAUM: 6 Monate und länger

SCHWIERIGKEITSGRAD: 2 ½ | **MÄNNLICHKEIT:** 3
ATTRAKTIVITÄT: 2 ½ | **ORIGINALITÄT:** 3 ½

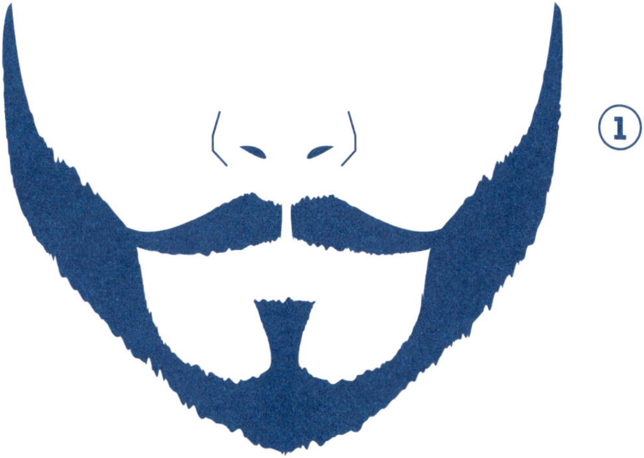

▶ Der große Unterlippenbart bildet das Gegengewicht zum feinen Schnurrbart und verleiht ihm sein königliches Aussehen, pharaonisch eben. Der Schnurrbart ist kurz, weshalb die Grundlage für diesen Style ein mehrere Wochen alter Bart sein sollte, um die beiden Elemente herausarbeiten zu können.

▶ Das Gesicht gut rasieren und einzig den Unterlippenbart sowie die feinen, weniger als einen Zentimeter breiten Schnurrbärte stehen lassen.

2

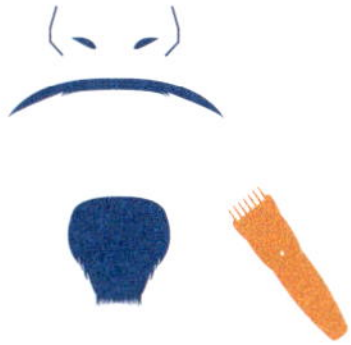

▶ Den Schnäuzer solltet ihr alle 14 Tage trimmen, um eine Länge von etwa einem Zentimeter zu halten, während man den Unterlippenbart immer weiter in die Länge wachsen lässt.

3

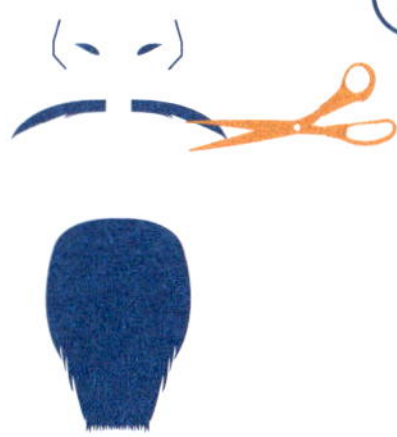

▶ Wenn der Unterlippenbart über das Kinn reicht, stutzt das untere Ende mit einer Schere und festigt diesen Teil mit Gummibändern.

4

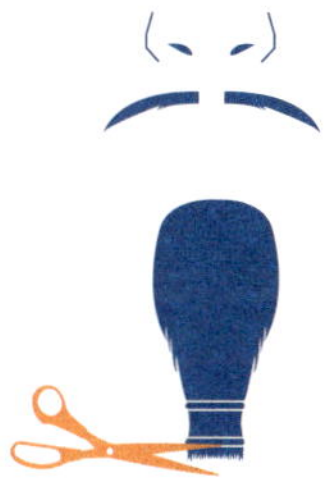

NACHDEM IHR MONATELANG AN EUREM PHARAONISCHEN AUSSEHEN GEFEILT HABT, MACHT EUCH KLAR, DASS DIE HERRSCHER DES ALTEN ÄGYPTEN IN WIRKLICHKEIT FALSCHE BÄRTE TRUGEN. SO KONNTEN SIE ZEIT SPAREN UND SICH UNTERHALTSAMEREN TÄTIGKEITEN ZUWENDEN. GAR NICHT BLÖD ...

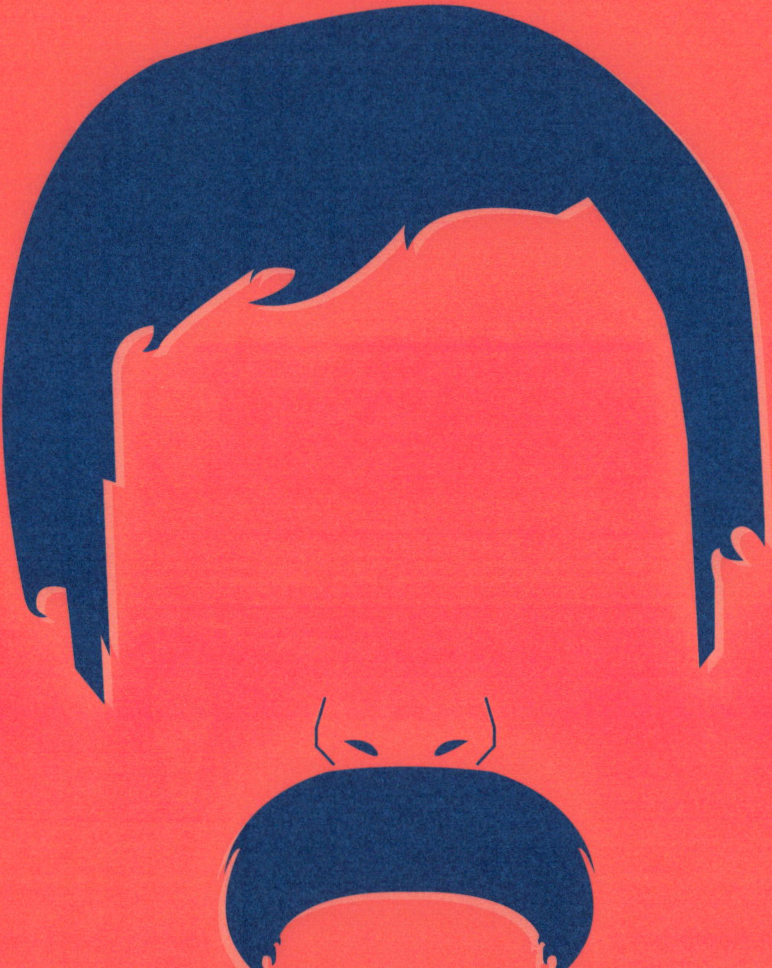

PORNOBALKEN

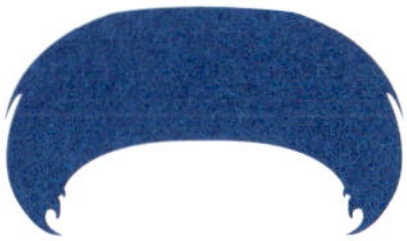

Man trägt ihn dicht und üppig und lässt ihn über die Mundwinkel hinauswachsen, bis er eine Art Halbmond bildet. Bei seinem Anblick fallen einem sofort die Pornofilme der Siebzigerjahre ein, und diese Barttracht ist ideal für jemanden, der sich einen Anschein von Nostalgie und Männlichkeit geben will, von Selbstsicherheit und Vertrauenswürdigkeit.

BERÜHMTE PERSÖNLICHKEITEN

Nick Cave, Jason Lee, John Holmes, Richard Pryor

SO GEHT'S

PORNOBALKEN

ZEITRAUM: 3 Wochen

SCHWIERIGKEITSGRAD: ½

MÄNNLICHKEIT:

ATTRAKTIVITÄT:

ORIGINALITÄT: ½

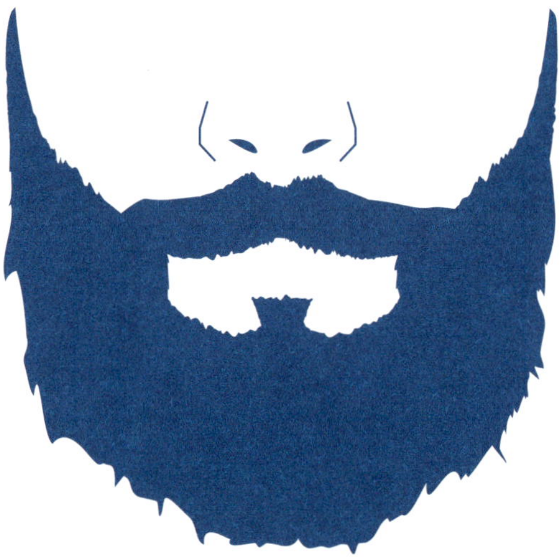

①

▶ Bequemerweise kann man hier von einem ungepflegten Dreiwochenbart ausgehen, wobei das Gesicht schon von einer Matte dichter und männlicher Barthaare überdeckt sein sollte.

▶ Nun fährt man fort, indem man mit einem auf niedrigste Stufe eingestellten Elektrorasierer den Bart von Wangen und Kinn entfernt. Man beginnt, die Grundform des Schnauzers anzulegen, aber der Weg ist noch weit, bis man ein Konterfei hat, das aus allen Poren Testosteron verströmt.

2

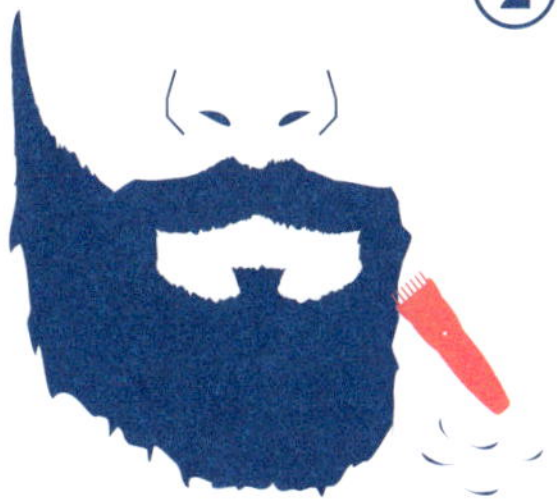

▶ Mit einer Klinge werden die über Wangen und Kinn verbliebenen Haare vollständig abrasiert, bis die Haut durchgehend glatt ist.

3

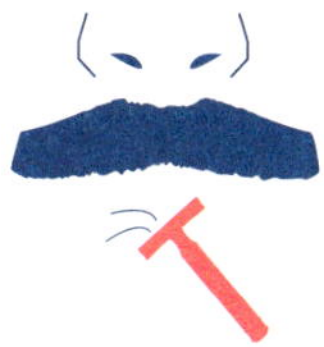

▶ Und hier beginnt die chirurgische Präzisionsarbeit: Man muss die Konturen des Schnauzers mit dem Klingenrasierer verfeinern und darauf achten, dass die beiden Enden, die leicht unter dem Mund abfallen, eine vollkommen symmetrische Form bekommen.

4

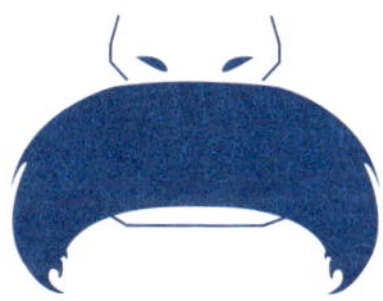

JETZT BESITZT IHR EINEN SCHNAUZER, DER DES LEGENDÄREN JOHN HOLMES WÜRDIG IST. DER REST HÄNGT DAVON AB, WIE GENERÖS MUTTER NATUR WAR.

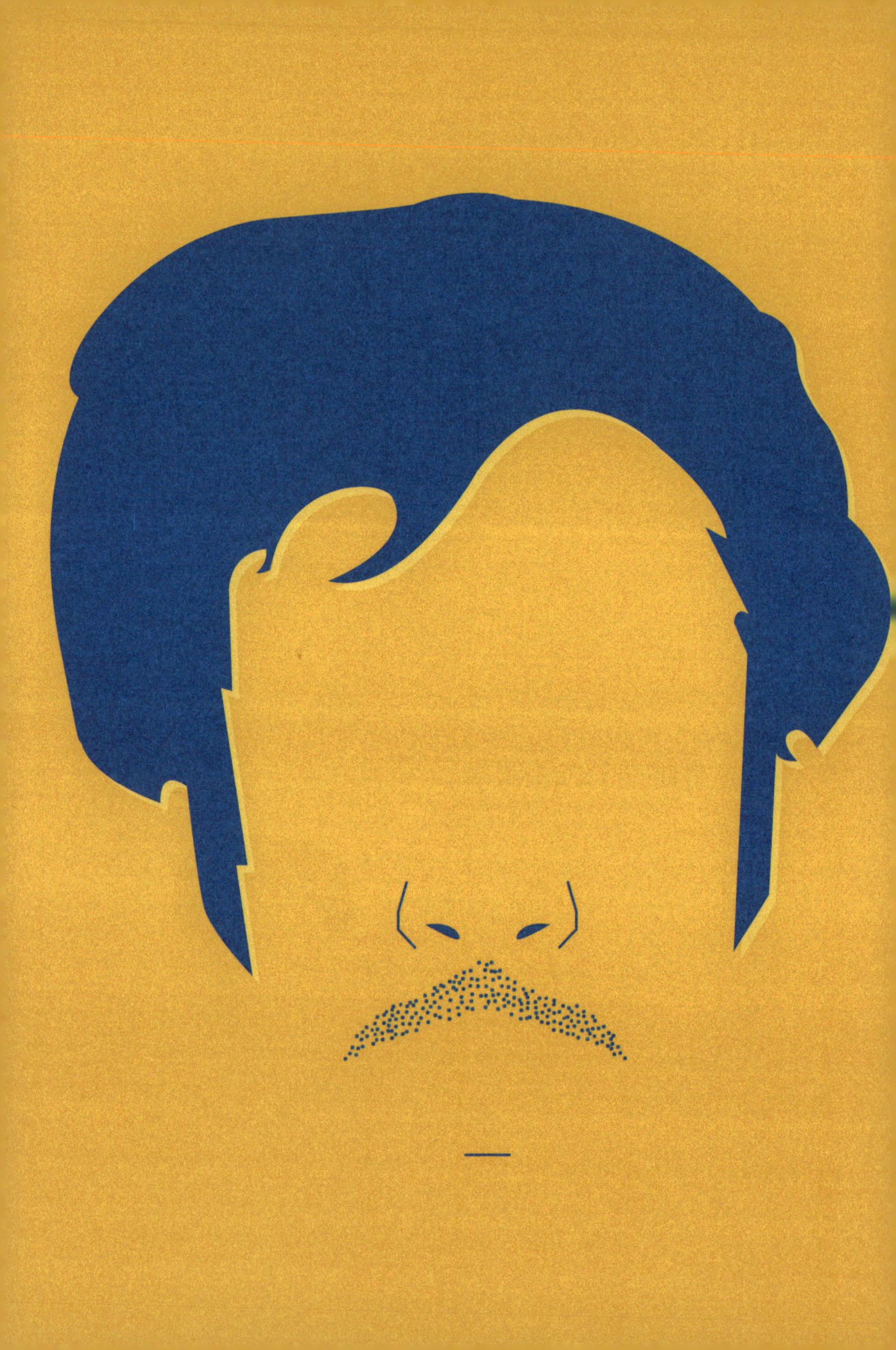

PRINCE-STYLE

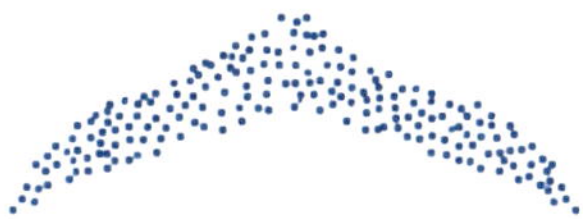

Dieser Schnurrbart wird akkurat rasiert, denn er darf nur wenige Millimeter lang sein: Schon nach einigen Tagen ohne Rasur könnt ihr euch herausputzen wie das einst das Genie von Minneapolis in Zeiten tat, als es sich einfach Prince nennen ließ. Wenn ihr dann noch eine violette Jacke, lange Haare und ein paar legendäre Stücke dabeihabt, umso besser für euch.

BERÜHMTE PERSÖNLICHKEITEN

Prince

SO GEHT'S

PRINCE-STYLE

ZEITRAUM: 1 Woche

SCHWIERIGKEITSGRAD: ▬ **MÄNNLICHKEIT:** ～

ATTRAKTIVITÄT: ⚲ ½ **ORIGINALITÄT:** 💡💡 ½

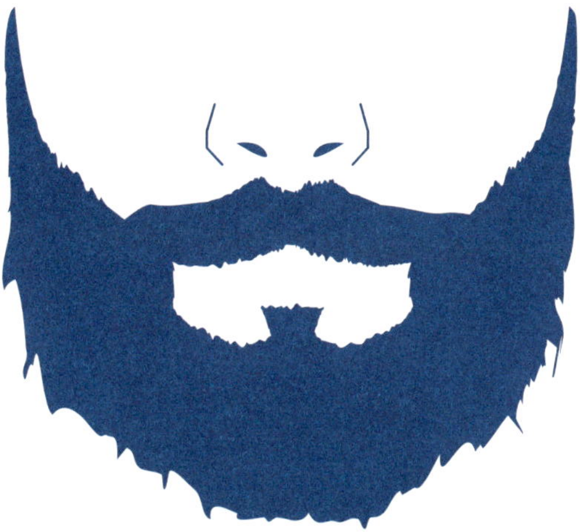

①

▶ Der Traum von ewiger Jugend beginnt mit diesem Schnurrbart: Mit ein bisschen pubertärem Flaum unter der Nase wirkt ihr wie Jugendliche auf Lebenszeit. Aber zunächst müsst ihr euch einen Wochenbart wachsen lassen – den für echte Kerle typischen Bart alla Indiana Jones.

▶ Dann kann man mit der Rasur der Gesichtshaare auf Wangen und Kinn fortfahren, wobei einzig die Barthaare zwischen Nasenlöchern und Oberlippe stehen bleiben sollen.

2

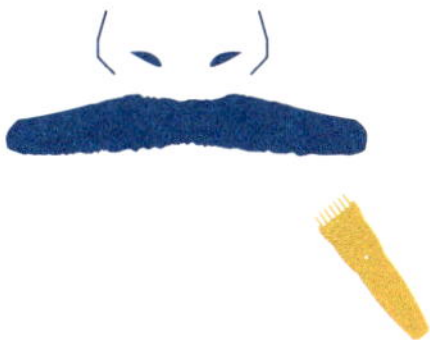

▶ Nehmt nun den Präzisionsschneider, um den Schnurrbart von wenigen Millimeter Länge, mit klarer Kontur, der an den Enden feiner wird, herauszuarbeiten. Der Schnauzer berührt im Bereich der Nase nur die Nasenscheidewand.

3

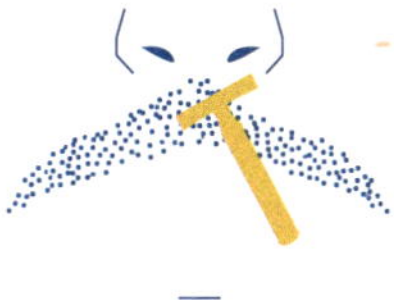

▶ Was bei diesem Barttyp wirklich zählt, ist die richtige Länge: Ihr solltet ihn daher wöchentlich vorsichtig rasieren, damit die Haare kurz und kaum sichtbar sind.

4

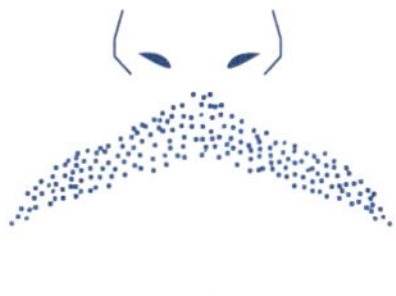

AUSSTRAHLUNG IST EUCH MIT DIESEM SCHNURRBART GARANTIERT: EUER PETER-PAN-SYNDROM HAT JETZT EINEN TREUEN VERBÜNDETEN.

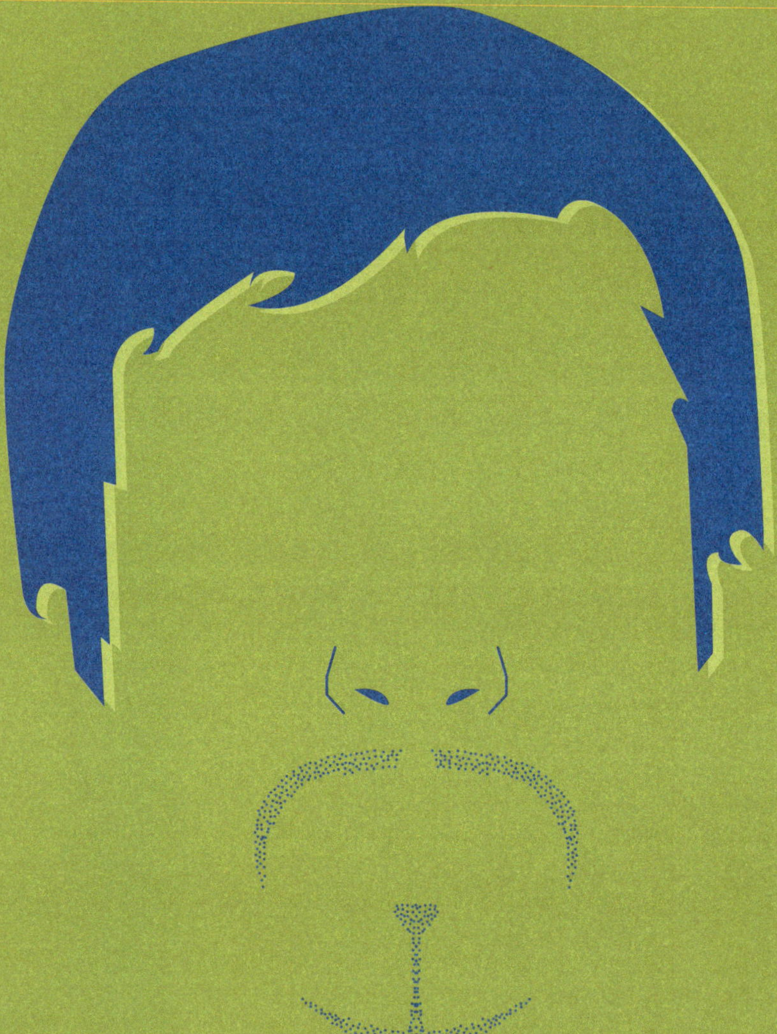

RAP INDUSTRY STANDARD

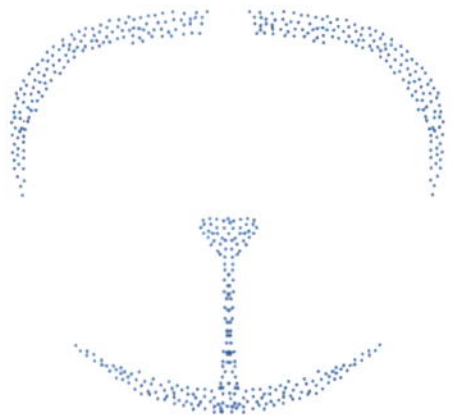

Diesen Moustache-Typ zu realisieren und zu pflegen erfordert absolute Ziselierarbeit: zwei äußerst feine Schnäuzerchen, die an den Seiten im rechten Winkel bis zur Höhe der Mundwinkel führen, und ein Unterlippenbart, der sich wieder mit dem Kinnbart verbindet.

BERÜHMTE PERSÖNLICHKEITEN

George Michael, Stefan Raab, Mario Barth, Jan Böhmermann

SO GEHT'S

RAP INDUSTRY STANDARD

ZEITRAUM: 1 Woche

SCHWIERIGKEITSGRAD: 3 von 5   **MÄNNLICHKEIT:** 2 von 5
ATTRAKTIVITÄT: 4 von 5   **ORIGINALITÄT:** 2 von 5

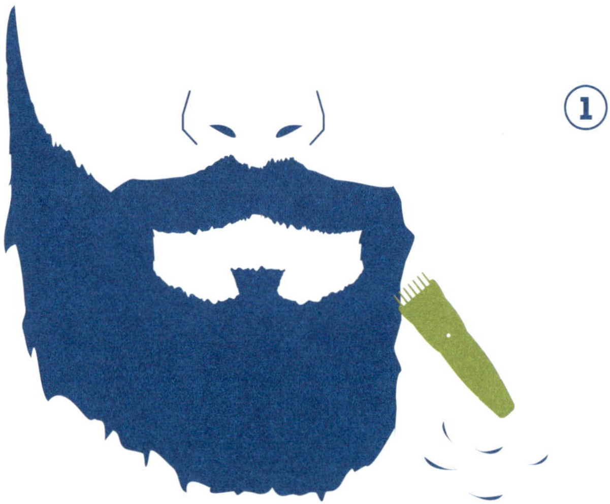

▶ Zuerst einmal Hals, Wangen und Kinn vollständig rasieren. Lasst ein wenig Flaum über dem Kinn stehen und einen hauchfeinen Streifen, der sich mit Unterlippenbart und Kinnbart verbindet.

2

▶ Rasiert mit der Klinge die Haare in der Philtrum genannten Rinne ab, die zwischen Nase und Oberlippe verläuft: genau das kleine Rechteck zwischen Nase und Mund.

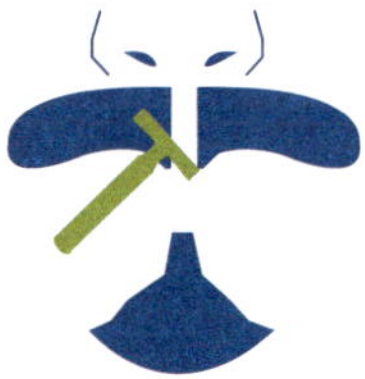

3

▶ Lasst einen ebenso feinen Streifen wie unter Punkt 1 stehen, der die obere Kontur des Schnurrbarts markiert.

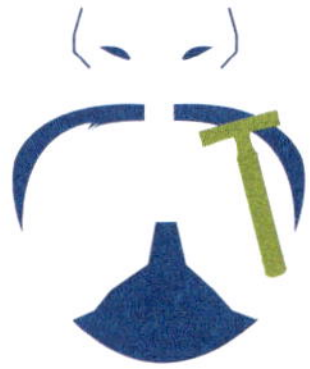

4

▶ Bearbeitet den unteren Streifen, indem ihr diesen einen 90-Grad-Winkel folgen lasst, und schneidet dann alles auf Höhe des Mundes ab.

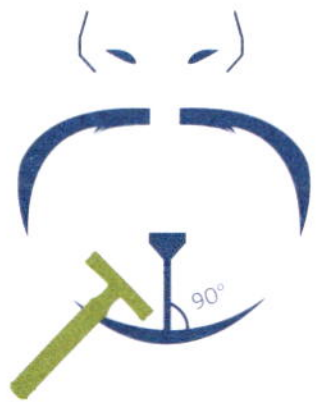

DIESER SCHNURRBART ERÖFFNET EUCH EIN GANZES KALEIDOSKOP AN MÖGLICHKEITEN: IHR KÖNNT EINER MEXIKANISCHEN STRASSENGANG BEITRETEN, BEIM NÄCHSTEN VIDEODREH VON RICKY MARTIN TEILNEHMEN ODER EINEN KLUGEN MITTELWEG WÄHLEN, FALLS ES DEN GIBT.

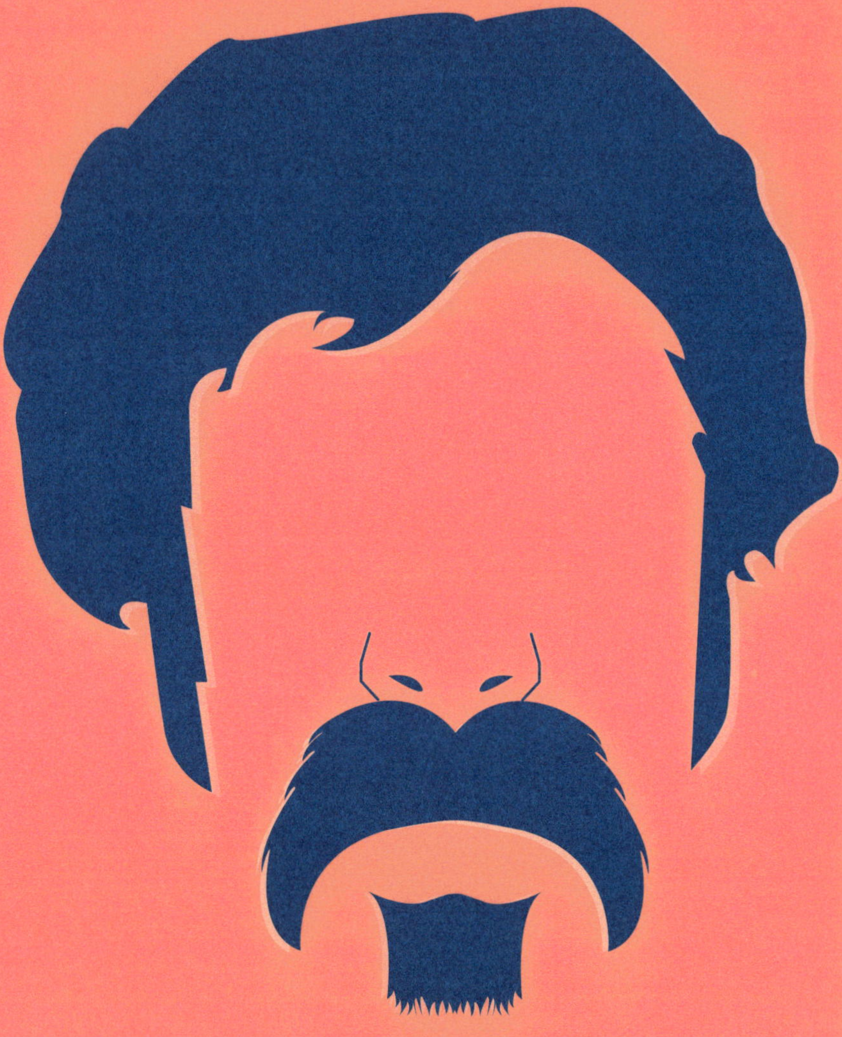

ROCK'N'ROLL

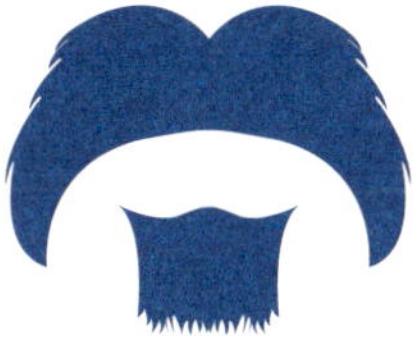

Ein kaiserlicher, durch den überlegten Einsatz des Unterlippenbarts domestizierter Schnauzer, geeignet, um gewagte Symmetrien mit Kinn-Moustache und Bart einzugehen. Das einzige Risiko besteht darin, dass euer Profil zu ziegenartig werden könnte. Abgesetzt vom übrigen Gesicht, erinnert er an die Tintenmuster von Faltbildern beim Rorschach-Test.

BERÜHMTE PERSÖNLICHKEITEN

Frank Zappa

SO GEHT'S

ROCK'N'ROLL

ZEITRAUM: 2 Monate und länger

SCHWIERIGKEITSGRAD: ▬ ▬ ▬

MÄNNLICHKEIT: ∼ ∼ ∼ ∼

ATTRAKTIVITÄT: ♀ ♀ ♀ ½

ORIGINALITÄT: 💡💡💡

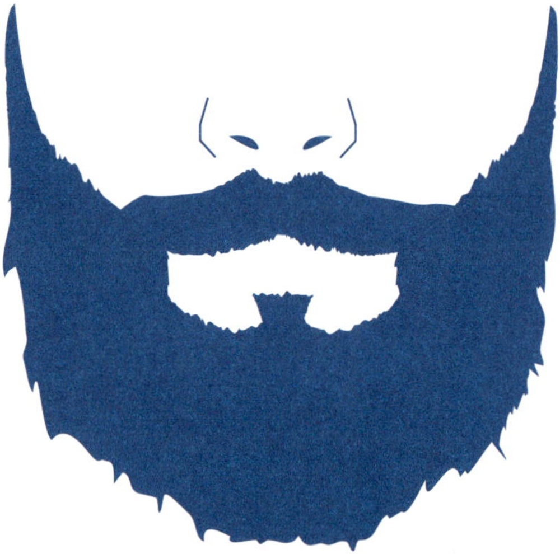

①

▸ Falls ihr davon überzeugt seid, dass die Boygroup One Direction ätzend ist, so gibt euch dieser Schnauzer Gelegenheit, mit einer Ikone des Rock der Siebzigerjahre eure Ablehnung zu demonstrieren. Und auch die Vorbereitungsphase, die einen Bartwuchs von ein paar Monaten vorsieht, kann als Form des Protests gelebt werden.

▶ Es empfiehlt sich, die Zone von Wangen und Unterkiefer mit einem Elektrorasierer fein zu bearbeiten, wobei vermieden werden soll, den Kinnbereich zu rasieren. Stattdessen sollte man die Kontur des in Richtung Kinn verlaufenden Schnauzers festlegen.

2

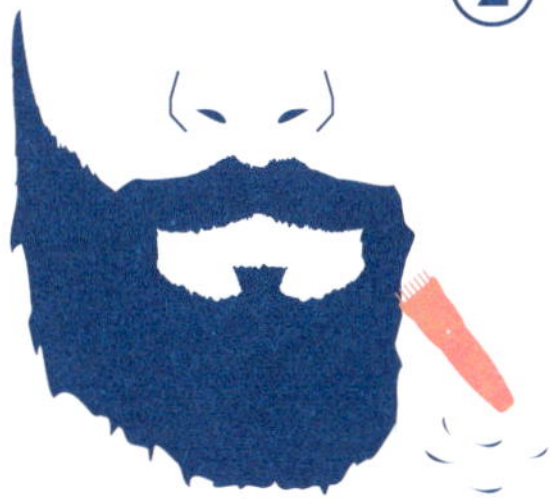

▶ Die Begrenzung der Form des Unterlippenbarts muss mit einem Präzisionsschneider vorgenommen werden, falls man mit einem Klingenrasierer keine sichere Hand hat. Nur einige Zentimeter von den Enden des Schnauzers sollten stehen gelassen werden.

3

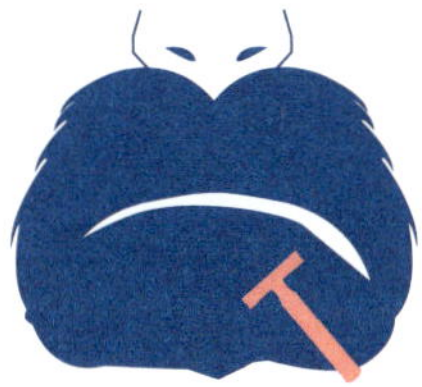

▶ Abermals mit dem Klingenrasierer arbeitet man die Form des oberen Teils des Unterlippenbarts heraus, während man die Partie knapp unterhalb der Unterlippe sorgfältig rasiert.

4

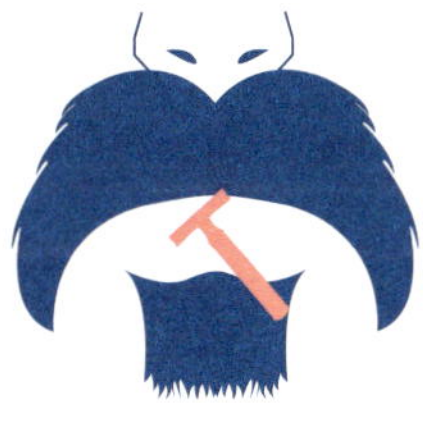

NEHMT DIE ALTE GITARRE ZUR HAND, BETRETET WIE ZUFÄLLIG EINE BAR UND ZERTRÜMMERT SIE AM BODEN. IHR SEID JETZT BERECHTIGT DAZU.

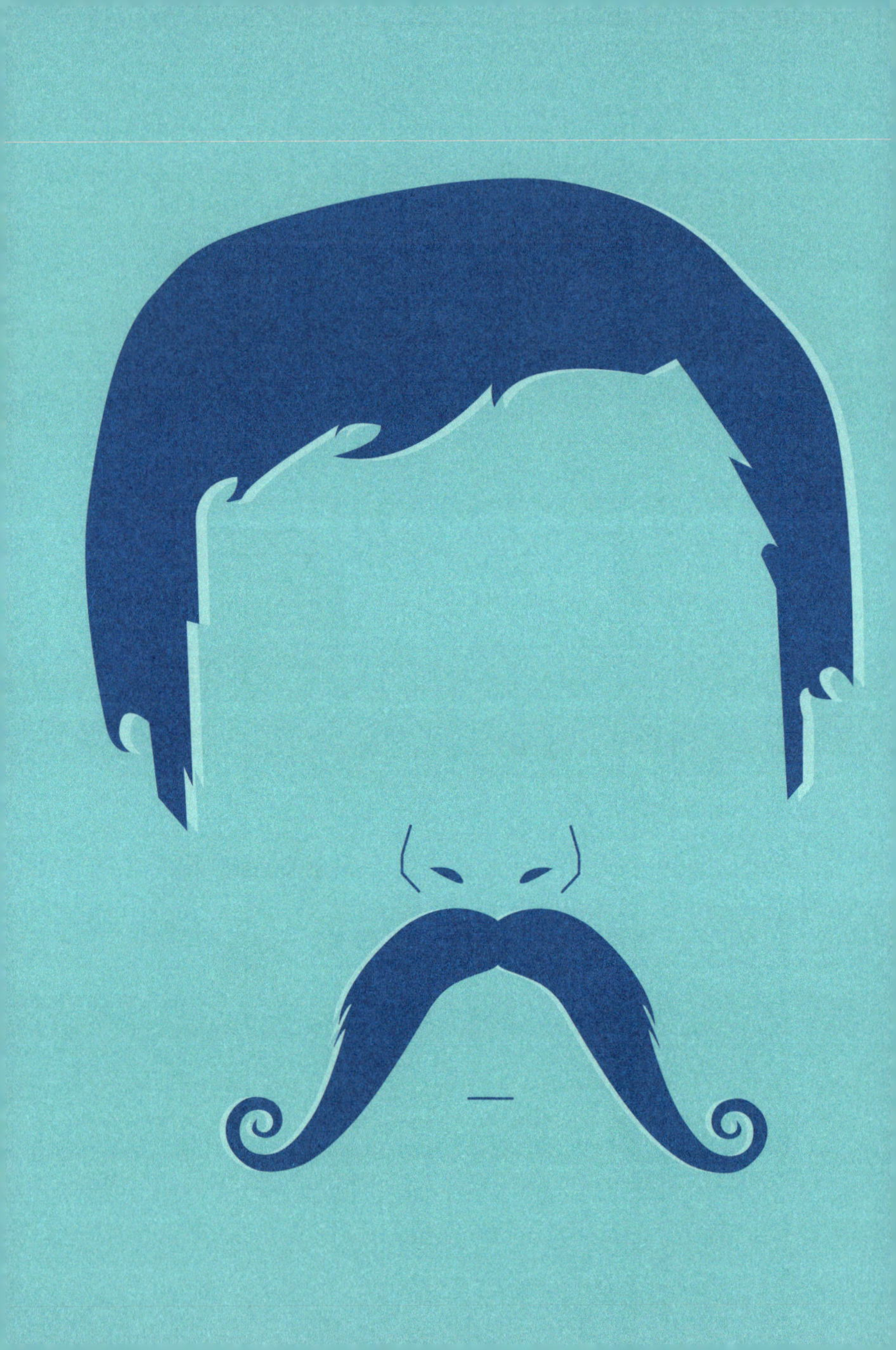

ROKOKO

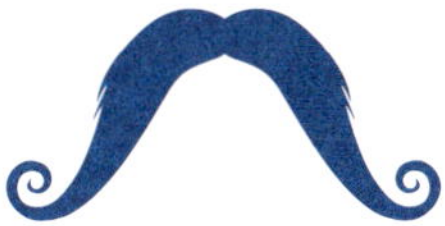

Macht ruhig einen Großeinkauf: Bartwichse, Flüssigkleber und Klebeband. Um diesen Schnurrbart zu bekommen und insbesondere zu festigen, bedürft ihr jeder Art von Hilfe. Er verkörpert mit seinen durch besessene Pflege behandelten Enden geradezu die Spitze der Evolution der Handlebar-Bärte. Er wird auch »Rollie Fingers« genannt, abgeleitet vom Namen des Baseball-Spielers, der ihn während der Siebzigerjahre trug und sich einen Platz in der Ruhmeshalle der Major League verdiente.

BERÜHMTE PERSÖNLICHKEITEN

Rollie Fingers

SO GEHT'S

ROKOKO

ZEITRAUM: 3 Monate und länger

SCHWIERIGKEITSGRAD: 4 ½

MÄNNLICHKEIT: 3 ½

ATTRAKTIVITÄT: 3 ½

ORIGINALITÄT: 4

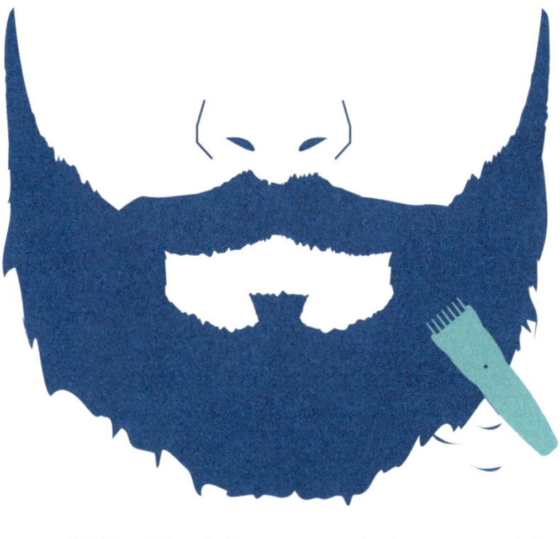

1

▸ Schon unsere Großmütter haben gewusst, dass, wer schön sein will, auch leiden muss, was in diesem Fall nur mehr als wahr ist. Wer diesen Look möchte, braucht eine lange Vorbereitungsphase und ausreichend Bartwichse. Fangt, auf der Basis eines Vierwochenbarts, mit der Arbeit an und lasst euch nur einen Schnauzer stehen.

▶ Der Schnurrbart muss täglich gekämmt werden, damit er elegant und ordentlich aussieht, mit dem klassischen Scheitel in der Mitte, der beide Seiten separiert.

2

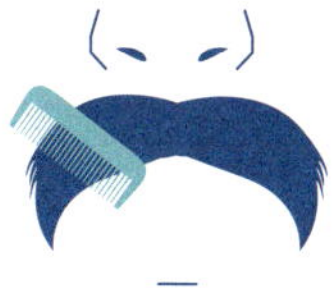

▶ Je mehr der Schnauzer wächst, umso wichtiger wird es, ihn zu kämmen, auch um zu vermeiden, dass seine Haare – deren Spitzen nach unten führen sollen – im Mund enden.

3

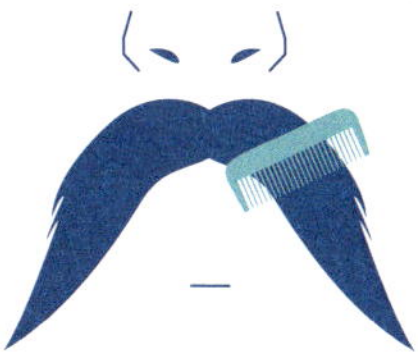

▶ Wenn einmal die ausreichende Länge erreicht ist, gilt es, mit Bartwichse weiterzuarbeiten und die typische Locke zu formen, die man mithilfe einer Bürste und einem bleistiftähnlichen, gerundeten Gegenstand hinbekommt.

4

IST ERST EINMAL DIE NOTWENDIGE ENTSCHLOSSENHEIT DA, WIRD ES EIN KINDERSPIEL SEIN, DIESEN SCHNAUZER WAHR WERDEN ZU LASSEN UND DIE KLEINEN ALLTÄGLICHEN PROVOKATIONEN ZU MEISTERN.

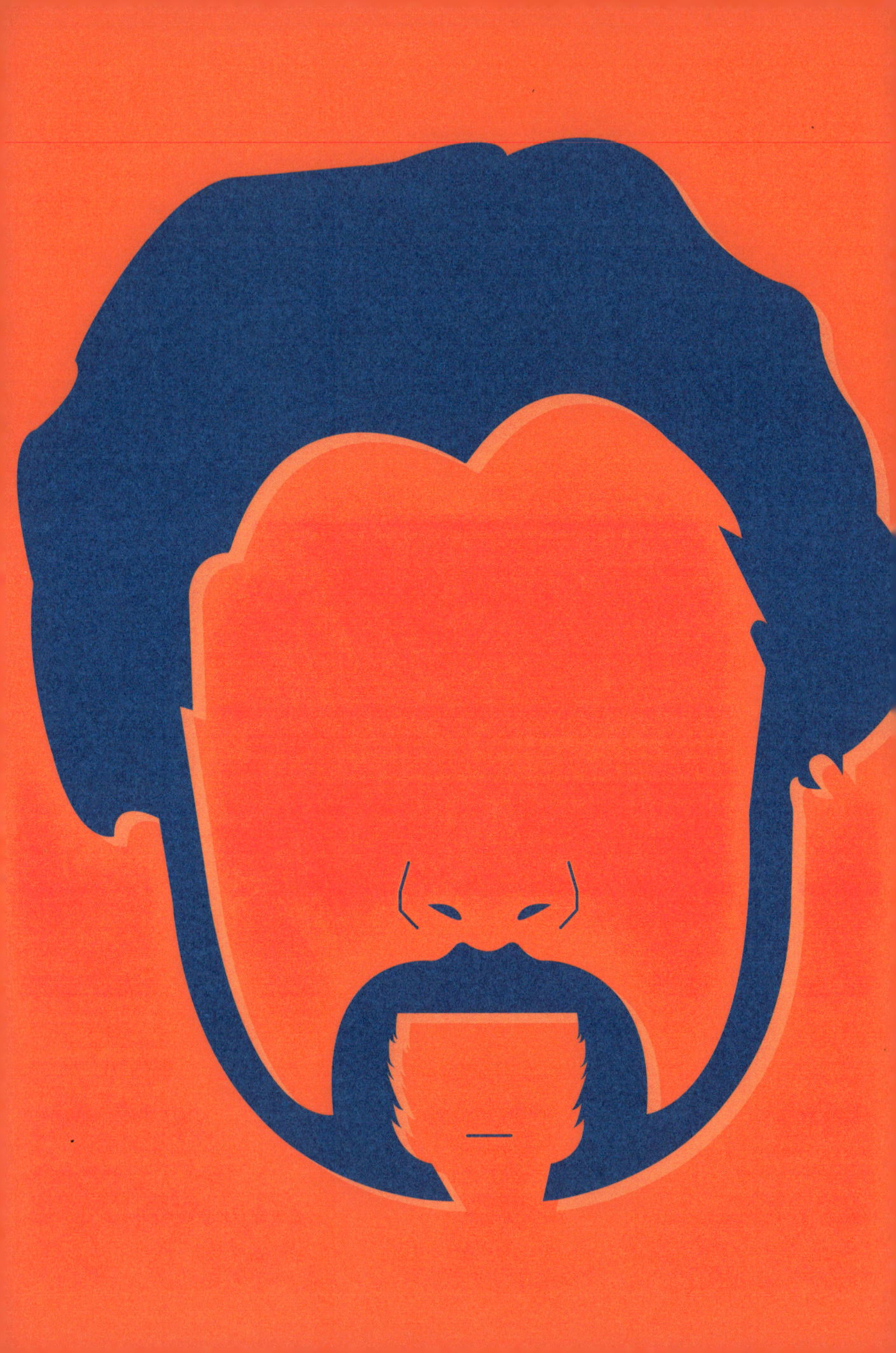

SIDEBURNS

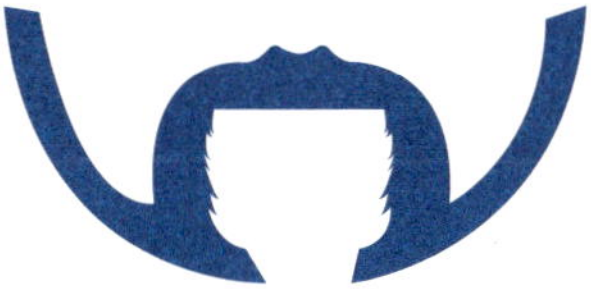

Der Schnurrbart verbindet sich mit den besonders dichten Koteletten zu einer Art »W« auf eurem Gesicht: eine Haartracht, die Fans der Rockband Motörhead zu Ehren ihres kürzlich verstorbenen Bandleaders Lemmy Kilmister tragen. Ein Bier und eine umgehängte Bassgitarre werden wärmstens als Accessoires empfohlen.

BERÜHMTE PERSÖNLICHKEITEN

Lemmy Kilmister, Hugh Jackman alias Wolverine

SO GEHT'S

SIDEBURNS

ZEITRAUM: 4 Wochen

SCHWIERIGKEITSGRAD: 2 von 5 Rasierklingen

MÄNNLICHKEIT: 4 ½ von 5 Schnurrbärten

ATTRAKTIVITÄT: 3 von 5 Spiegeln

ORIGINALITÄT: 4 von 5 Glühbirnen

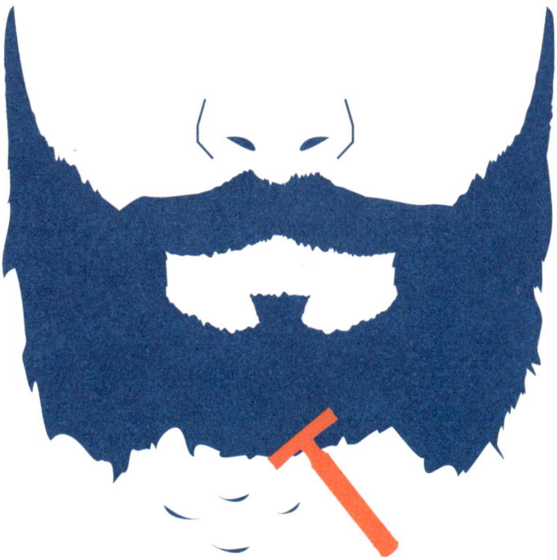

①

▶ Um diesen Look so gut wie möglich wahrzumachen, ist die ideale Ausgangslage erreicht, wenn die Haare von Bart und Schnauzer schon fließend lang sind. Im ersten Schritt werden die Haare über dem Kinn und am Hals mit der Klinge rasiert.

2

▶ Falls vorhanden, solltet ihr dann auch die Barthaare auf den Wangen entfernen. Bei dieser Prozedur ist es besser, eine Schere zu nehmen, um so gut wie möglich die Stellen zu perfektionieren, an denen die Koteletten und der Schnurrbart zusammentreffen.

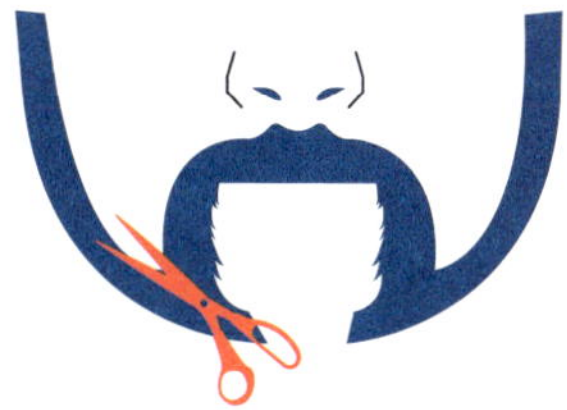

3

▶ Entfernt die Barthaare unmittelbar über dem Kinn und passt dabei auf, es nicht zu übertreiben.

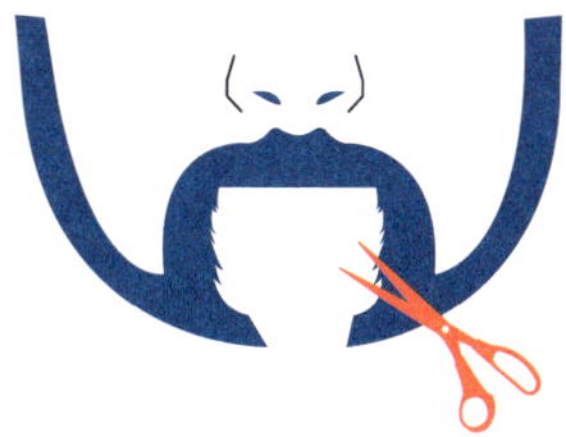

4

▶ Um die Symmetrie des Ganzen zu garantieren, kontrolliert äußerst sorgfältig, dass die beiden V eures Moustaches absolut identisch sind.

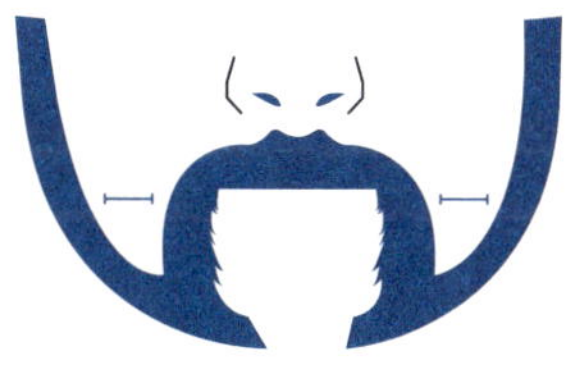

LEMMY KILMISTER WAR NICHT GERADE EIN ADONIS, UND SO IST ES WAHRSCHEINLICH, DASS DIESER BART EUCH MEHR ALS IHM SCHMEICHELN WIRD. MERKT EUCH ABER: CHARISMA LÄSST SICH NICHT MIT BARTWICHSE KAUFEN.

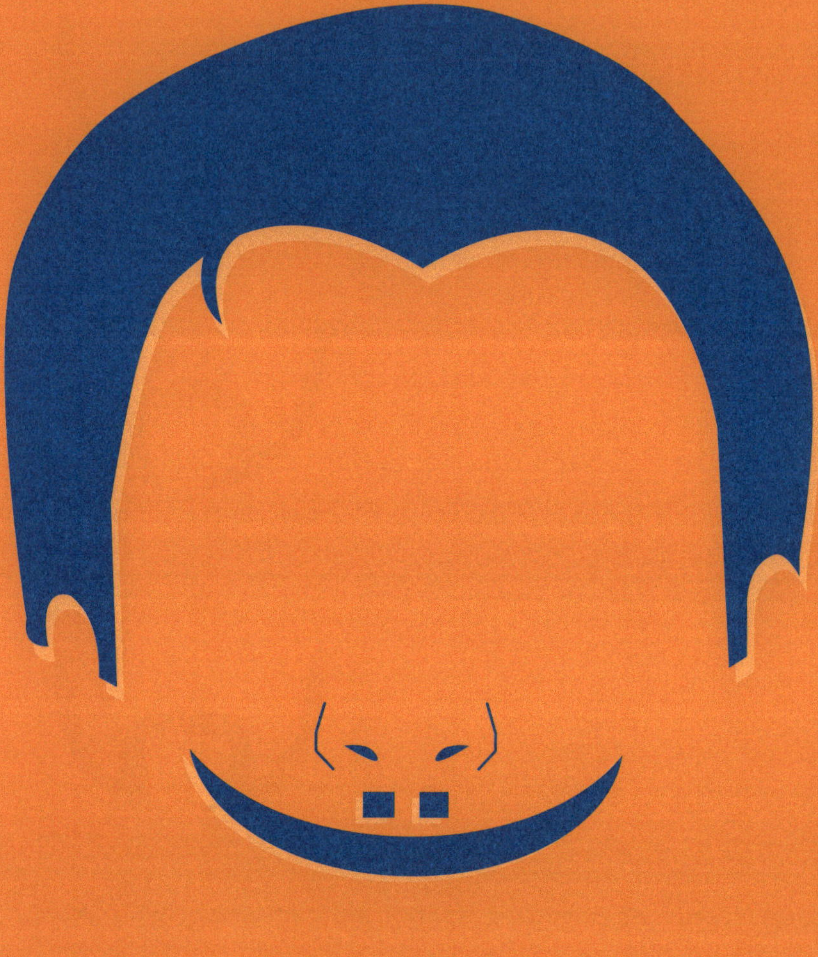

SMILEY

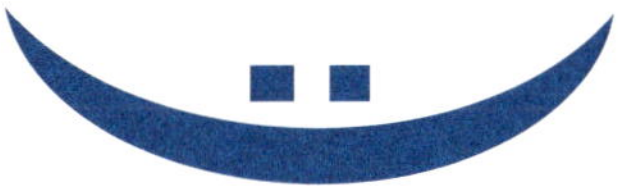

Das ist Unverschämtheit auf höchstem Niveau: Wählt diesen Schnurrbart nur, wenn ihr euch entweder sehr schön oder sehr hässlich findet. In jedem Fall ist es hilfreich, erhobenen Hauptes einen gewissen Mut im Zurschaustellen eines Looks abseits der Konventionen an den Tag legen zu können, der nicht unbemerkt bleiben wird.

BERÜHMTE PERSÖNLICHKEITEN

Wenn ihr diese Barttracht wählt, könntet **ihr** es sein, die einen gewissen Ruhm ernten.

SO GEHT'S

SMILEY

ZEITRAUM: 2 Wochen

SCHWIERIGKEITSGRAD: ½ **MÄNNLICHKEIT:** ½

ATTRAKTIVITÄT: ½ **ORIGINALITÄT:**

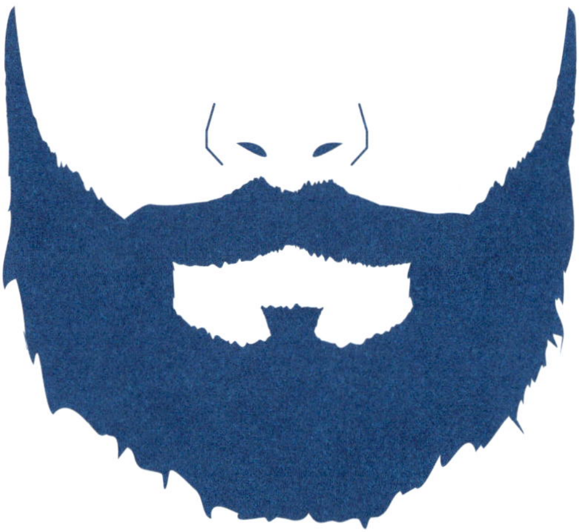

(1)

▶ Dieser Schnäuzer eignet sich für den Single oder den, der es kurzfristig werden möchte, geradezu perfekt für einen Studentenstreich oder als Einsatz bei einer Wette. Natürlich nur wenn ihr keine Skrupel kennt und ausreichend Haarwuchs auf den Wangen tragt: In jedem Fall ist es der erste Schritt, mit einem schönen bärtigen Gesicht zu starten.

2

▶ Rasiert die Bereiche an Kinn, Hals und Unterkiefer, ebenso die Haare an den Mundwinkeln wie im unteren Bereich der Wangen, aber vorsichtig, nicht übertreiben.

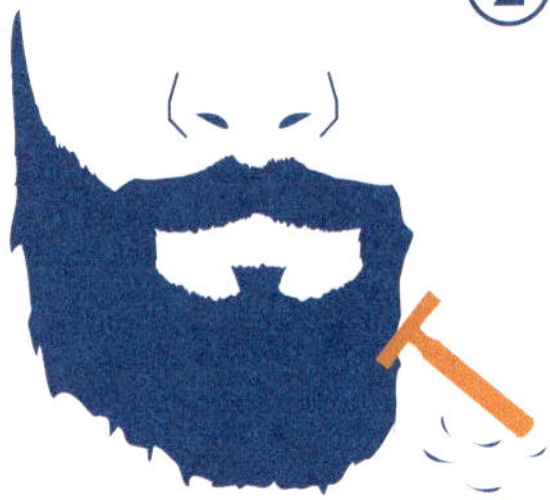

3

▶ Jetzt ist der Augenblick gekommen, euer Lächeln zu kreieren: Rasiert zuallererst die Zone unmittelbar unter der Nase, mit Ausnahme zweier kleiner kreisförmiger Sektionen, welche später die Augen bilden werden.

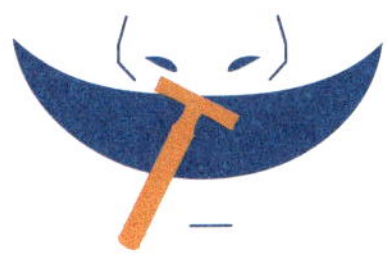

4

▶ Schafft sodann einen Haarstreifen, der von der einen Wange zur anderen führt, und versucht, ein Halbrund zu formen, das so weit wie möglich einem Lächeln ähnelt.

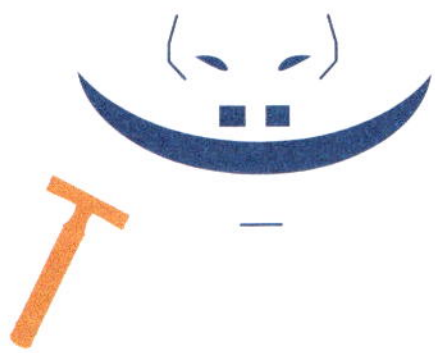

WENN ES WICHTIG IST, DEM LEBEN MIT EINEM LÄCHELN ZU BEGEGNEN, SO ZEIGT IHR ALLEN RECHT VIELE WEGE AUF, GANZ SCHÖN MUTIG. CHAPEAU!

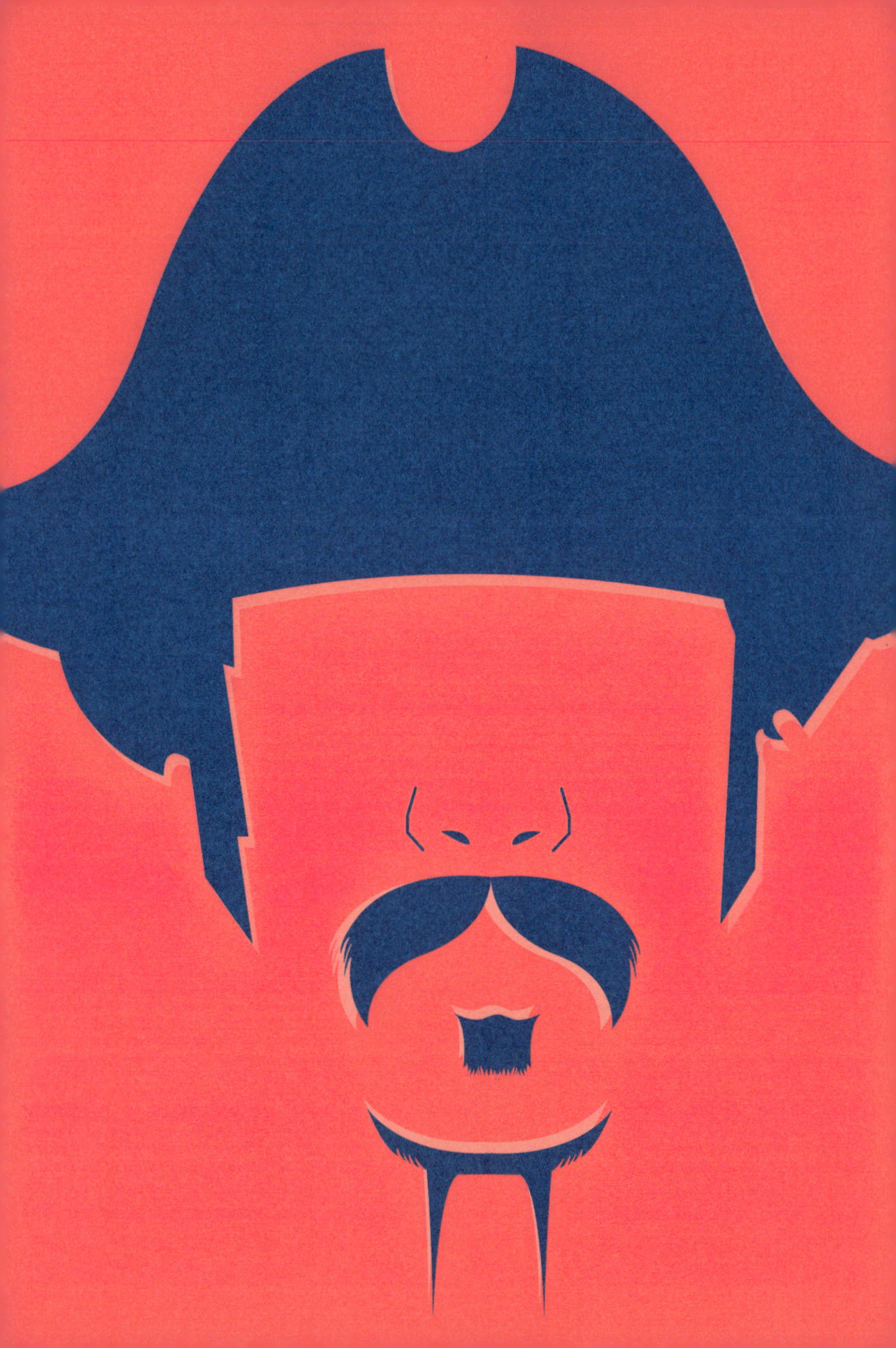

SPARROW

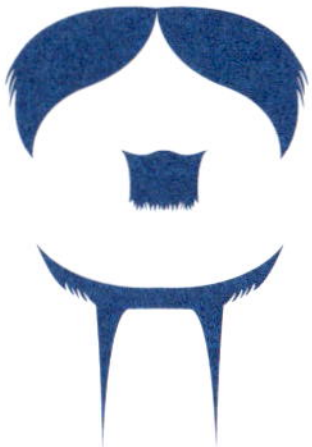

Der Sparrow von Johnny Depp ist unerreichbar, vielleicht, aber eine Barttracht dieses Typs hat zwei unbestreitbare Vorteile: Sie verleiht dem »Nine to five«-Angestellten mit dem langweiligsten Leben der Welt das Image des Abenteurers und kann jeden schlampigen und ungepflegten Look adeln und rechtfertigen. Habt aber sicherheitshalber immer eine Flasche Rum für unterwegs dabei.

BERÜHMTE PERSÖNLICHKEITEN

Johnny Depp alias Jack Sparrow

SO GEHT'S

SPARROW

ZEITRAUM: 2 Monate und länger

SCHWIERIGKEITSGRAD: 2 von 5 (Rasierklingen)
MÄNNLICHKEIT: 4 von 5 (Schnurrbärte)
ATTRAKTIVITÄT: 4 ½
ORIGINALITÄT: 2 ½

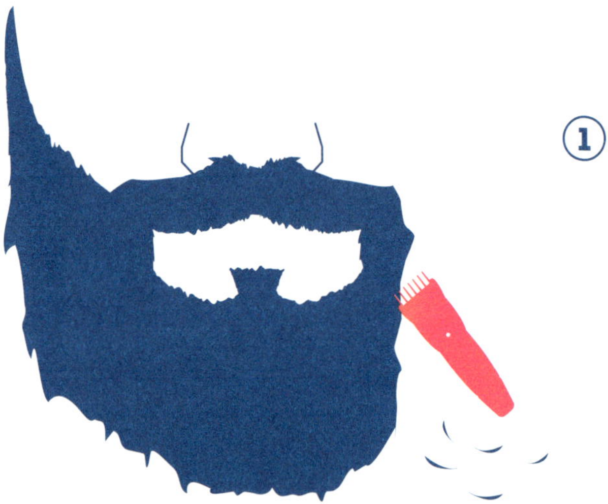

▶ Kramt den elektrischen Rasierer wieder hervor, den ihr in den letzten Wochen nicht gebraucht habt, stellt ihn auf kleinste Stufe ein und entfernt eure Haare auf Wangen und Hals, ebenso an den Koteletten. Merkt euch: Schlecht rasiert zu sein ist der ideale Effekt für den Piraten-Look.

▶ Greift zur Bartwichse und formt den Kinnbart derart, dass er nach unten zu eine doppelte Spitze bildet.

2

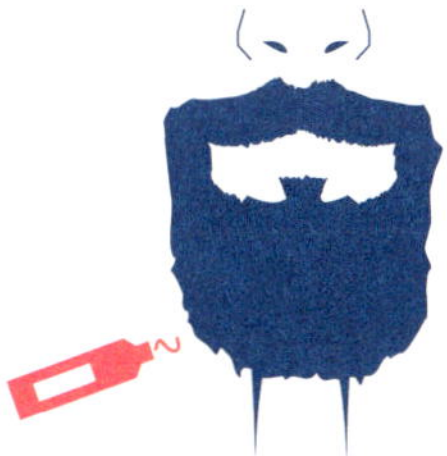

▶ Trennt mit der Klinge den Unterlippen-bart von Kinnbart und Schnauzer, aber er sollte dicht und so breit wie möglich sein.

3

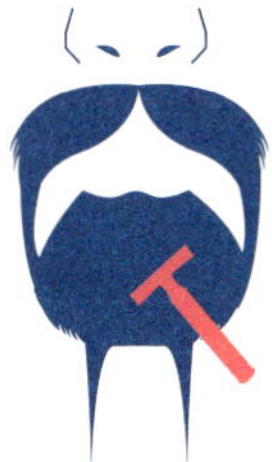

▶ Greift zur Schere, um den Schnauzer leicht zu stutzen: Wichtig ist, dass der nicht zu lang ist, um das Gesicht nicht zu überladen.

4

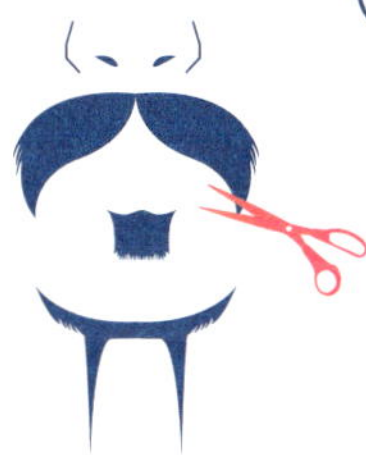

EINE AUGENBINDE WÄRE PURE ÜBERTREIBUNG, DER HAKEN UNBEQUEM, WENN IHR EUCH KRATZEN MÜSST, UND PAPAGEIEN VERTRAGEN KÄLTE SCHLECHT. WENN IHR ABER VON EURER SAMMLUNG VON GOLDDUBLONEN ERZÄHLT, SOLLTE ES EUCH GELINGEN, DIE AUFMERKSAMKEIT ALLER AUF EUCH ZU ZIEHEN.

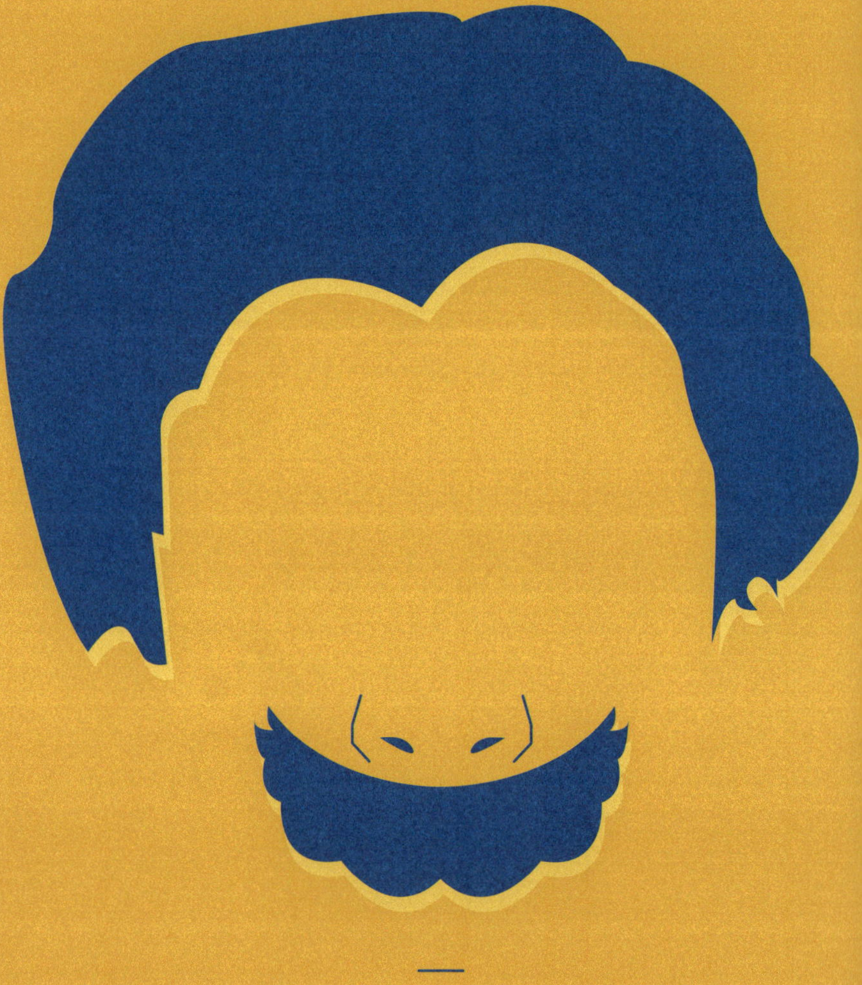

SUPERMARIO

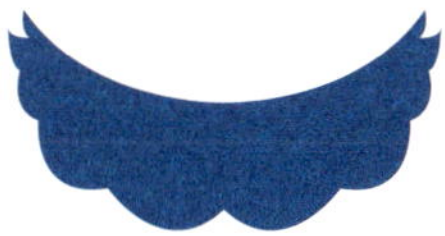

Der Schnauzer des berühmtesten Installateurs der Welt ist nicht leicht zu imitieren, vor allem, was den unteren Teil des Barts betrifft. Selbst Bob Hoskins begnügte sich im Film von 1993 mit einer klassischeren Variante. Vielleicht war das aber auch ein Fehler, wenigstens dem Ergebnis der Kinokasse nach zu urteilen.

BERÜHMTE PERSÖNLICHKEITEN

Supermario

SO GEHT'S

SUPERMARIO

ZEITRAUM: 6 Wochen

SCHWIERIGKEITSGRAD: ½

MÄNNLICHKEIT: ½

ATTRAKTIVITÄT: ½

ORIGINALITÄT:

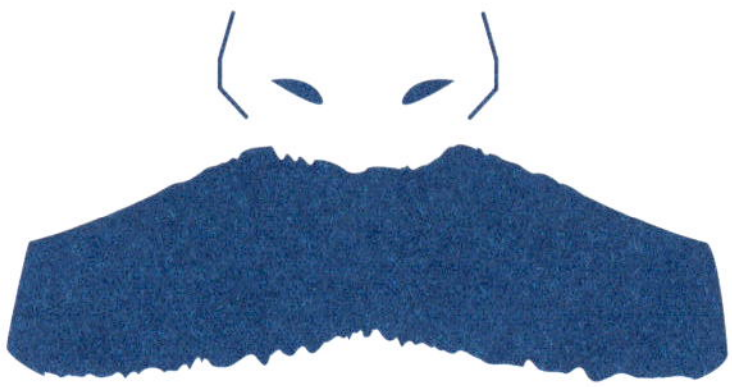

(1)

▶ Rasiert das ganze Gesicht, selbstverständlich mit Ausnahme der Schnurrbarthaare, die dicht, sehr lang und zum Halbkreis geformt sein sollen, mit leicht nach oben auslaufenden, gebogenen Spitzen.

▸ Benutzt ausreichend Bartwichse, um die kleinen Halbkreise am unteren Teil des Schnauzers zu formen.

②

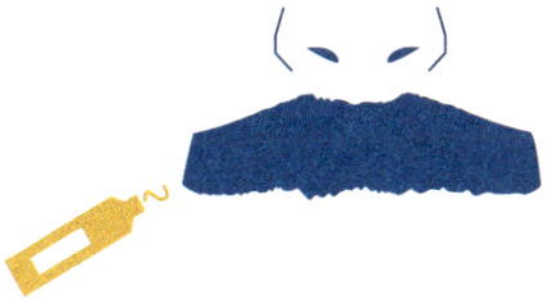

▸ Schneidet und stutzt die widerspenstigen Haare mit der Schere und versucht, die abgerundete Form zu erreichen.

③

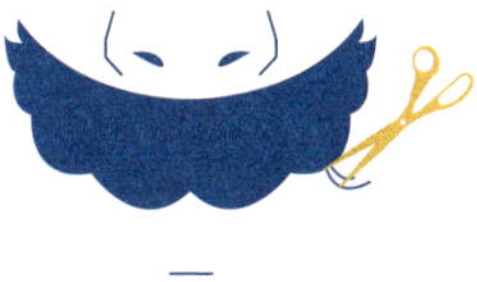

▸ Entscheidend ist die Pflege: Achtet darauf, dass das Gesicht immer glatt rasiert ist und die Bartwichse hält.

④

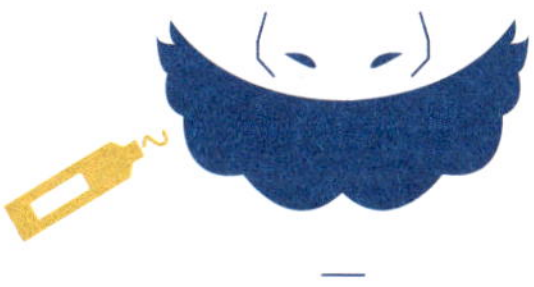

WÄHLT DIE RICHTIGE GELEGENHEIT, UM IHN ZUR SCHAU ZU STELLEN: DIESE MENGEN VON BARTWICHSE BENÖTIGT MAN SONST NICHT EINMAL BEI MADAME TUSSAUD IN LONDON. UND DAMIT EUER SCHNAUZER GANZE ZWEI TAGE HÄLT, SOLLTET IHR DIE PEKUNIÄREN MÖGLICHKEITEN EINES SCHEICHS BESITZEN.

TRIANGEL

Ein weiterer Schnurrbart, ideal für den, der die Strenge und Wissenschaftlichkeit schätzt und für den kühlen Reiz der Geometrie nicht unempfänglich ist. Wer allzu süße und weiche Gesichtszüge hat, die er ein wenig rauer machen möchte, für den ist dieser Style eine Lösung; wenn ihr eine hässliche Nase habt, wählt jedoch einen anderen Weg, denn sie würde bei diesem Look noch deutlicher hervorspringen.

BERÜHMTE PERSÖNLICHKEITEN

Der legendäre Ringkämpfer Ghulam Muhammad, Great Gama

SO GEHT'S

TRIANGEL

ZEITRAUM: 2 Monate und länger

SCHWIERIGKEITSGRAD: ▬ ▬ ▬ **MÄNNLICHKEIT:** ◆◆◆◆ ½

ATTRAKTIVITÄT: ♀♀♀ **ORIGINALITÄT:** ●●●

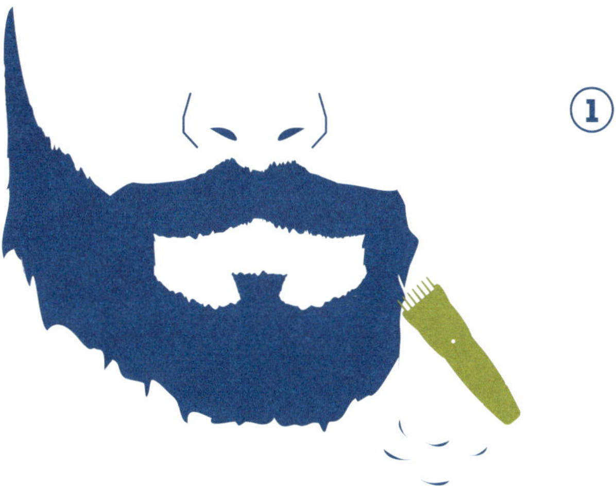

▶ Rasiert euch, aber lasst die Haare, die zwischen dem Ende des Unterkiefers und dem Kinn wachsen, stehen: Sie werden für die beiden unteren Enden des Dreiecks gebraucht.

▶ Ihr könnt es mit Augenmaß versuchen oder aber ihr helft euch mit einem Lineal: Zieht eine Linie mit einem Stift. Sucht nach dem Kompromiss von Würde und Wirkung, die Begrenzung der Konturen dieses Schnauzers ist grundlegend. Er sollte von den Nasenlöchern in gerader Linie bis einen Zentimeter unterhalb der Mundwinkel führen, ohne dabei natürlich die Lippen zu berühren.

2

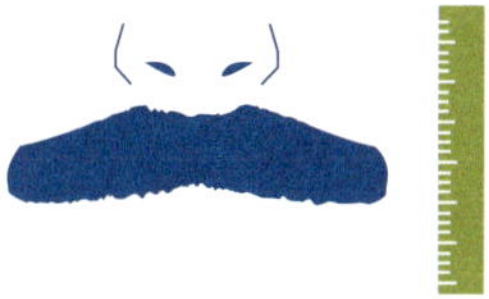

▶ Fahrt hier mit der Rasur fort: Jetzt braucht ihr eine Chirurgenhand, denn die kleinste Abweichung würde alles zerstören und euch zwingen, einen anderen Look zu wählen.

3

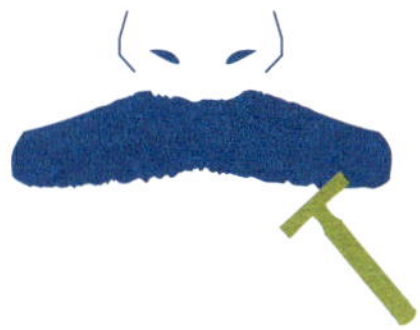

▶ Kürzt die Barthaare des Schnauzers mit der Schere auf die einheitliche Länge von einem Zentimeter.

4

HIER SOLLTE EUCH DER SPIEGEL EINE STOLZE GLEICHSCHENKLIGE SYMMETRIE ERSETZEN: WER DAS DREIECK NICHT BEACHTET HAT, WIE RENATO ZERO IN SEINEM STÜCK, WIRD EINE DREICKSBEZIEHUNG BEGINNEN, WENN ER EUCH SIEHT.

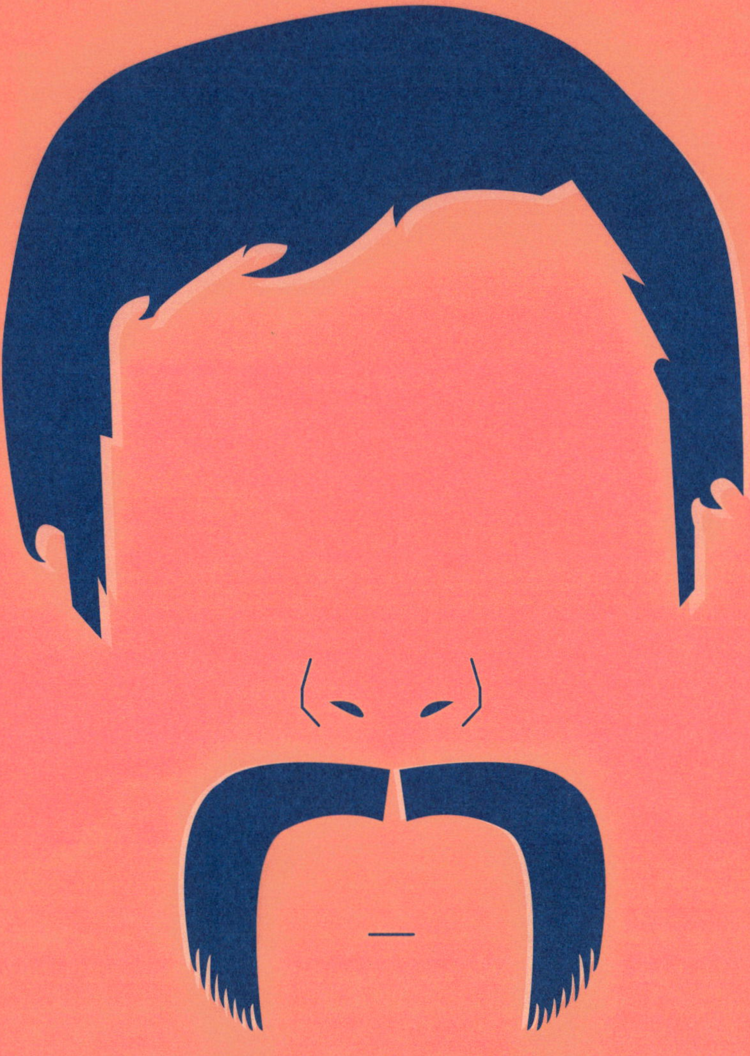

TRUCKERBART

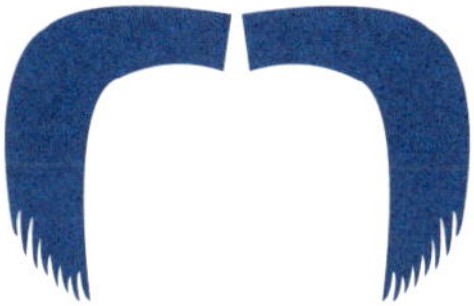

Als Verbindungsglied zwischen Bart und Schnauzer schmeichelt er vor allem dem, der ein ovales oder längliches Gesicht hat. Aber den wahren Unterschied machen die Bizepse: Wenn eure Oberarme nicht trainiert sind und ihr die Hupe eines Brummis bedienen wollt: Vergesst es!

BERÜHMTE PERSÖNLICHKEITEN

oder Prominente kommen einem hier nicht in den Sinn. Aber wenn ihr etwas Zeit auf einem Rastplatz an der Autobahn zubringt, könnt ihr zu eurer Inspiration zahlreiche Varianten finden.

SO GEHT'S

TRUCKERBART

ZEITRAUM: 4 Wochen

SCHWIERIGKEITSGRAD: 🪒🪒
MÄNNLICHKEIT: 4 ½
ATTRAKTIVITÄT: 3
ORIGINALITÄT: 3

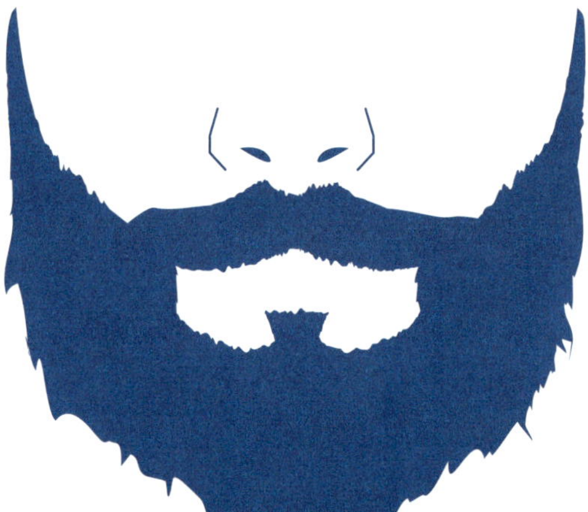

①

▶ Für diesen Barttyp gibt es ganz verschiedene Ausgangsmöglichkeiten: Die einfachste besteht darin, von einem langen, aber nicht notwendigerweise überlangen Vollbart auszugehen, der sich in einen der ausgefallensten unter den gängigen Stilen bearbeiten und verwandeln lässt.

▶ Entfernt die Koteletten und rasiert die Haare an Hals und Kinn. Den Zwischenbart allerdings, der im Kieferbereich wächst, stehen lassen.

(2)

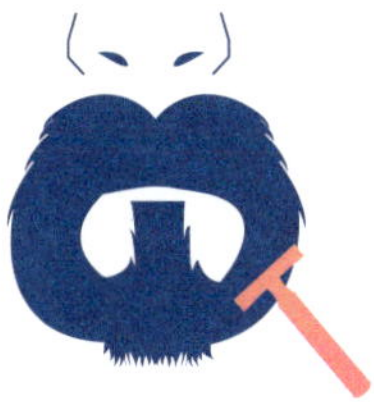

▶ Stutzt die Wangenhaare, wo nötig, mit dem Rasierer und behelft euch beim Anlegen der Konturen mit Schere und Klinge: Mit Blick auf die Hufeisenform muss der Verlauf von eurem Schnauzer in einem offenen Winkel folgen.

(3)

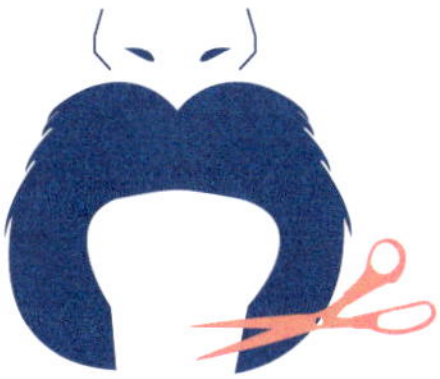

▶ Definiert an diesem Punkt die Konturen, wobei der Kieferbereich rasiert wird, der an der Weiterführung des Schnauzers keinen Anteil hat.

(4)

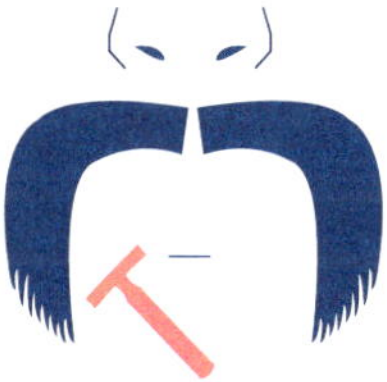

JEDER WIRD SICH AN EUCH WENDEN, WENN ES DARUM GEHT, WOHIN MAN ZUM ESSEN GEHEN SOLL ODER WO DAS GEILSTE VERANSTALTUNGSPROGRAMM DER SAISON ZU FINDEN IST.

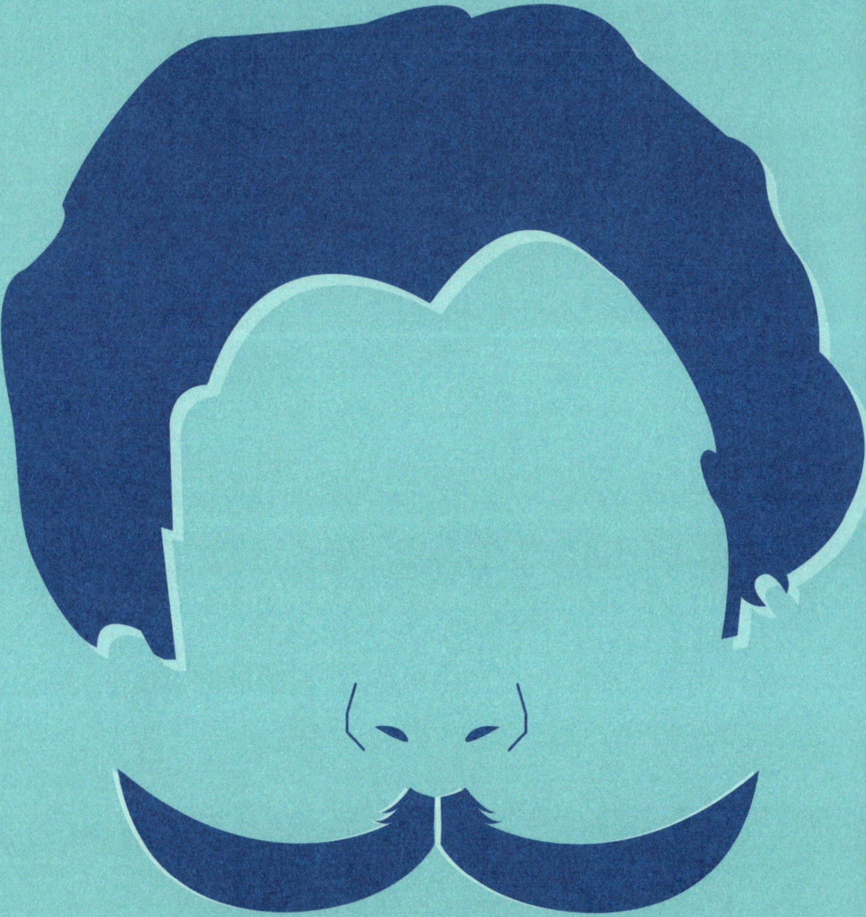

UNGAR

Die Türken, die im 17. Jahrhundert versuchten, nach Ungarn einzufallen, wurden in übler Weise von Kavalleriesoldaten zurückgedrängt, die diesen Schnauzer trugen, der unmissverständlich zu einem Markenzeichen der Donauländer wurde. Seit 1918 hat er ein wenig an Glanz eingebüßt. Tragt ihn lang und dicht und merkt euch, die fünfzehn Millimeter über die Mundwinkel hinausgewachsenen Haare zu rasieren und bewaffnet unterwegs zu sein, um jeden zum Duell herauszufordern, der es wagen sollte, euch auszulachen.

BERÜHMTE PERSÖNLICHKEITEN

Hercule Poirot

SO GEHT'S

UNGAR

ZEITRAUM: 4 Monate

SCHWIERIGKEITSGRAD: 2½ **MÄNNLICHKEIT:** 4½

ATTRAKTIVITÄT: 3½ **ORIGINALITÄT:** 3

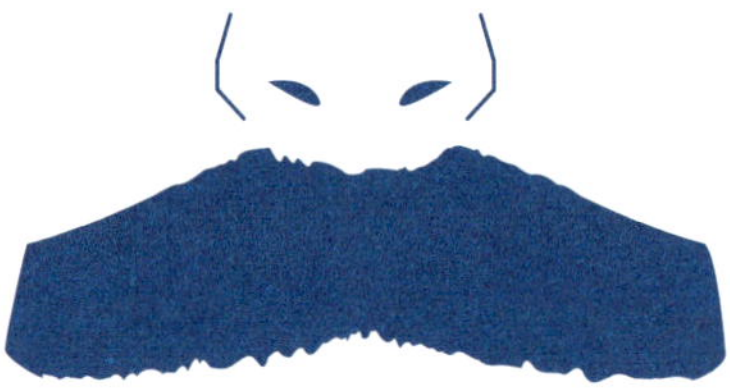

1

▶ Je länger der Schnauzer ist, umso besser: Während er wächst, habt ihr Zeit genug, euch einige Grundkenntnisse in Ungarisch anzueignen, bekanntermaßen eine der schwierigsten Sprachen der Welt, und euer Wissen über das österreichisch-ungarische Reich aufzufrischen.

▶ Achtet in dieser Zeit darauf, den Schnauzer regelmäßig nach außen zu kämmen, um ihn an die spätere Form zu gewöhnen.

②

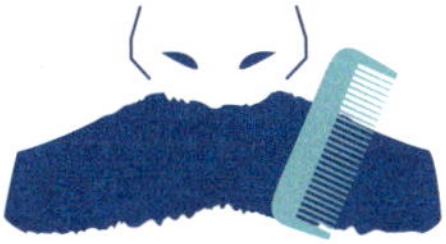

—

▶ Rasiert mit der Klinge alle Haare, die über fünfzehn Millimeter über die Mundwinkel hinauswachsen: Die Barthaare auf den Wangen müssen sämtlich entfernt werden, um die Vornehmheit dieses Schnauzers zu unterstreichen.

③

—

▶ Um die imposante Säbelform zu garantieren, verwendet für die Enden etwas Gel oder Bartwichse.

④

—

DIESER SCHNAUZER ERLAUBT EUCH, DIE ATTRAKTIVITÄT DER UNIFORM ZU NUTZEN, OHNE SELBST EINE ANZULEGEN: ECHT COOLE SACHE.

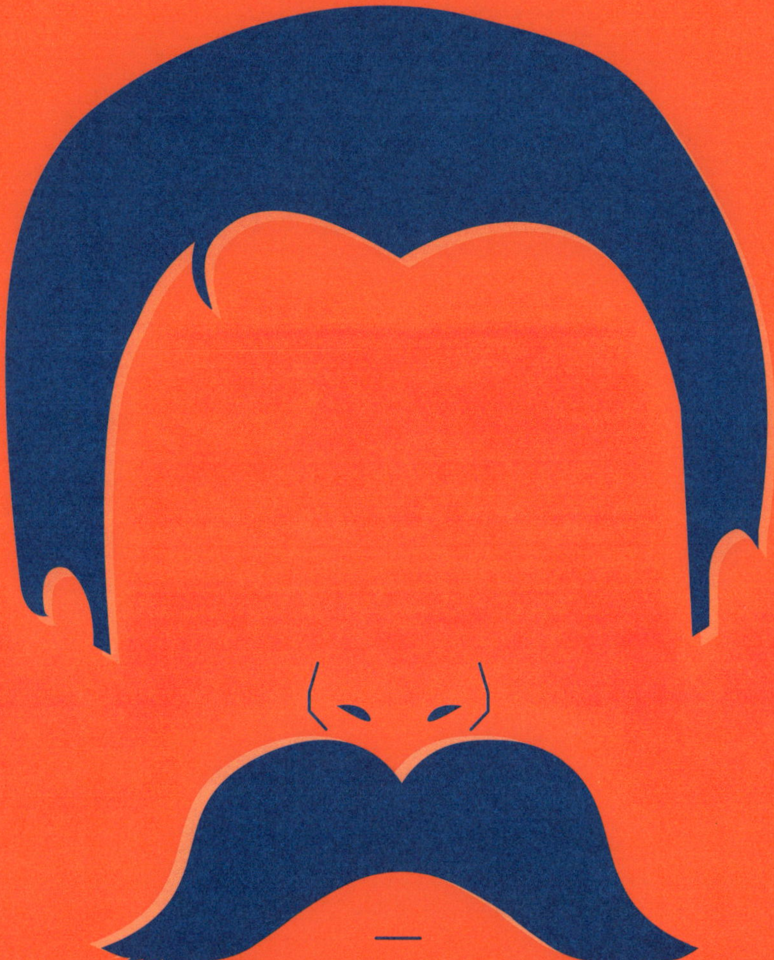

WALROSSBART

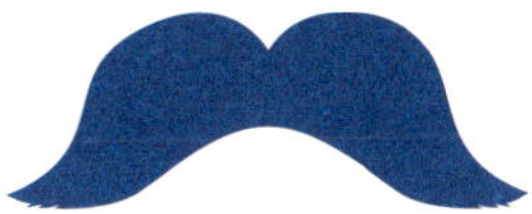

Ein wichtiger Schnurrbart, der sich nur jenseits einer gewissen Länge als vollkommen erweist und euch gestattet, euren Dissens gegenüber dieser frivolen und postideologischen Epoche klar zum Ausdruck zu bringen, in der die Planung ein Luxus ist: Nur um ihn wachsen zu lassen, wie es sich gehört, braucht es einen Fünfjahresplan. Friedrich Nietzsche und Mark Twain haben diesen Schnauzer getragen und – falls ihr euch auf Augenhöhe wähnt – auch ihr könntet es schaffen.

BERÜHMTE PERSÖNLICHKEITEN

Friedrich Nietzsche, Guy de Maupassant, Mark Twain, Wolf Biermann, Heiner Brand

SO GEHT'S

WALROSSBART

ZEITRAUM: 2 Monate und länger

SCHWIERIGKEITSGRAD: ▬ ▬ ▬ ½ **MÄNNLICHKEIT:** ~ ~ ~ ~ ½
ATTRAKTIVITÄT: ○ ○ ○ ½ **ORIGINALITÄT:** ● ● ●

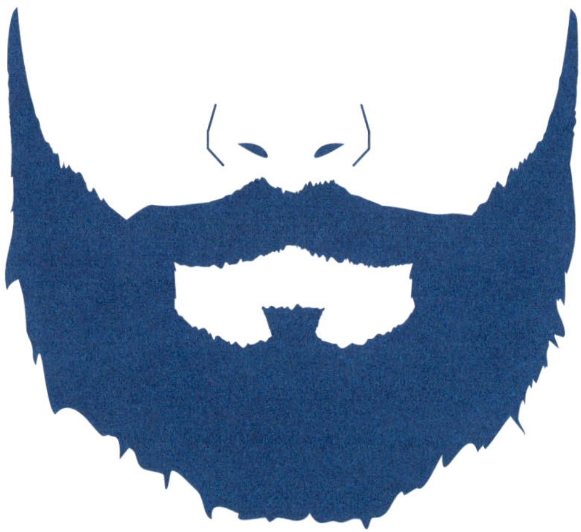

①

▶ Diesen Schnauzer trägt man lang. Lasst euch deshalb den Bart etwas länger wachsen, bevor ihr zur Tat schreitet.

▶ Benutzt den Klingenrasierer, bestimmt, unter besonderer Beachtung der Symmetrie, die Form des Schnauzers, der die gesamte Oberlippe überdecken sollte.

(2)

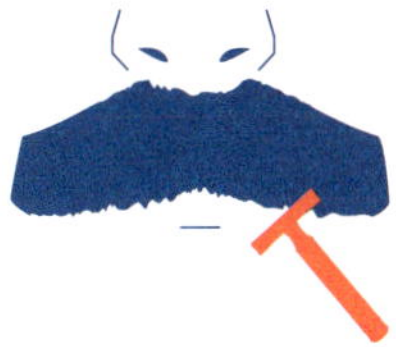

▶ Gleicht die Konturen mit dem Rasierer oder mit der Klinge aus, damit der Kontrast zwischen dem rasierten und dem behaarten Teil des Gesichts so deutlich wie möglich zu sehen ist.

(3)

▶ Die Pflege ist nicht besonders schwierig: Sie betrifft vor allem anderem die Haare um die Mundwinkel, die einmal wöchentlich mit der Schere gestutzt werden sollten.

(4)

NACHDEM IHR NUN EINEN DERARTIGEN SCHNAUZER HABT, SAGT DER ANONYMITÄT ADIEU. DAS PROBLEM IST, DER WELT ZU ZEIGEN, DASS IHR DIESES MARKENZEICHEN DER GENIALITÄT VERDIENT: WENN IHR DAMIT NICHT GESEGNET SEID, BLEIBT PLAN B, UM VERWANDTE UND FREUNDE ZU BEEINDRUCKEN: EIN PFERD ZU KÜSSEN, WIE ES NIETZSCHE TAT, KURZ BEVOR ER STARB.